Medizintechnik in Krankenhaus und Praxis 1

Medizintechnik in Krankenhaus und Praxis 1

Infusionsapparate Testergebnisse

herausgegeben von
Bernhard Motzkus und Manfred Wolf

bearbeitet von
Franz Ferdinand Becker, Hans-Helmut Kurth,
Alexander Miksicek und Manfred Wolf

Walter de Gruyter
Berlin · New York 1984

Dr.-Ing. Franz Ferdinand Becker
Kuratorium für Heimdialyse e.V.
Postfach 462
6078 Neu-Isenburg

Ing. (grad.) Alexander Miksicek
Technische Universität Berlin
Institut für Biomedizinische Technik
Dovestraße 6
1000 Berlin 10

Dipl.-Ing. Hans-Helmut Kurth
Dipl.-Ing. Manfred Wolf
GSD Gesellschaft für Systemforschung und Dienstleistungen im Gesundheitswesen mbH
Facheinheit Technisches Krankenhausservice- und Beratungsinstitut (TKB)
Augustenburger Platz 1
1000 Berlin 65

Die GSD ist eine gemeinnützige Eigengesellschaft des Landes Berlin.
Aufsichtsratsvorsitzender: SenDir a.D. Gerhard Naulin
Geschäftsführer: Dipl.-Kfm. Hansjürgen Meyer

Redaktion der Schriftenreihe: M. Wolf
unter Mitarbeit von M. Bark, H.-P. Freimark, H.-H. Kurth, H. Sievers und U. Silz
Grafiken und Layout: L. v. Kleinsorgen, L.-O. Walter

Unser Dank richtet sich an die Hersteller und ihre Vertriebsfirmen, die die vorliegende Veröffentlichung durch Bereitstellung von Geräten und förderliche Auskünfte ermöglichten.

CIP-Kurztitelaufnahme der Deutschen Bibliothek

Infusionsapparate, Testergebnisse / hrsg. von Bernhard Motzkus u. Manfred Wolf. Bearb. von Franz Ferdinand Becker ... – Berlin ; New York : de Gruyter, 1984.

(Medizintechnik in Krankenhaus und Praxis ; 1)
ISBN 3-11-010096-7

NE: Motzkus, Bernhard [Hrsg.]; Becker, Franz Ferdinand [Mitverf.]; GT

Satz: Fotosatz Gleißberg & Wittstock, Berlin
Druck: Karl Gerike GmbH, Berlin
Bindung: D. Mikolai, Berlin
Umschlaggestaltung:
R. Hübler/L.-O. Walter, Berlin

Vorwort

Der vorliegende erste Band der Schriftenreihe „Medizintechnik in Krankenhaus und Praxis" setzt das erfolgreich erprobte Konzept der Veröffentlichung von Geräte- und Systemvergleichen für medizintechnische Geräte, die gemeinsam von Ärzten, Ingenieuren, Betriebswirten und Krankenhausfachleuten erarbeitet werden, fort. Er knüpft an die bisher im Carl-Heymanns-Verlag erschienene Schriftenreihe „Medizintechnik im Krankenhaus" an, die mit neun Bänden in den deutschen Krankenhäusern, bei Trägerverbänden, Planungs- und Förderbehörden, Herstellern und Anbietern, aber auch bei niedergelassenen Ärzten auf breites Interesse gestoßen ist.

Der vorliegende Band ist gleichzeitig Zeichen eines Neubeginns:

Integration des tkb als „Facheinheit Technisches Krankenhausservice- und Beratungsinstitut" in die Gesellschaft für Systemforschung und Dienstleistungen im Gesundheitswesen mbH (GSD), eine gemeinnützige Eigengesellschaft des Landes Berlin;

Kooperation mit dem Verlag Walter de Gruyter bei der Veröffentlichung von Arbeitsergebnissen der Facheinheit tkb durch die Herausgabe der neu konzipierten Schriftenreihe „Medizintechnik in Krankenhaus und Praxis".

Dieser Neubeginn gibt uns die Möglichkeit, dem vielfach an uns herangetragenen Wunsch zu entsprechen, weitere Geräte- und Systemvergleiche zu veröffentlichen und vorhandene zu aktualisieren. Wie groß der Bedarf an Entscheidungshilfen für eine zweckmäßige und wirtschaftliche Auswahl medizintechnischer Geräte ist, wurde durch eine vom Bundesminister für Arbeit und Sozialordnung finanzierte Umfrage im Herbst 1983 nachdrücklich belegt. Die breite Zustimmung zum gewählten arbeitsmethodischen Ansatz und zum Konzept der Schriftenreihe hat uns bestärkt, den eingeschlagenen Weg fortzusetzen. Unser Dank gilt daher insbesondere dem Bundesminister für Forschung und Technologie, der es im Rahmen des 1983 erfolgreich abgeschlossenen Modellvorhabens „Erprobung technischer Service-Zentren in Krankenhäusern" ermöglichte, das interdisziplinäre Arbietskonzept für die Geräte- und Systemvergleiche zu erproben.

Die Geräte- und Systemvergleiche, nunmehr mit Unterstützung des Verlags Walter de Gruyter in der Schriftenreihe „Medizintechnik in Krankenhaus und Praxis" veröffentlicht, sollen in erster Linie eine Hilfe für Investitionsentscheidungen im Krankenhaus darstellen. Sie können diese Entscheidungen weder standardisieren noch ersetzen, da in jedem Fall die Besonderheiten der jeweiligen Einsatzsituationen berücksichtigt werden müssen. Durch die Schriftenreihe soll vielmehr ein Dialog zwischen allen am Entscheidungsprozeß Beteiligten ermöglicht werden.

Darüber hinaus ist die Veröffentlichung von Geräte- und Systemvergleichen bei bestimmten Gerätegruppen auch für die niedergelassenen Ärzte von Interesse, da die Darstellung von ärztlichen Anforderungsprofilen, medizintechnischen Kenndaten und Wirtschaftlichkeitsaspekten eine Marktübersicht gewährleistet, die zufriedenstellende Ergebnisse beim Kauf medizintechnischer Geräte zur Folge hat.

Aus Zeit- und Kapazitätsgründen und aus Gründen der Aktualität werden die Geräte- und Systemvergleiche in verschiedenen Stufen erarbeitet und veröffentlicht:

Zuerst werden auf der Grundlage eines im interdisziplinären Dialog entwickelten einheitlichen Profils von technischen Kennwerten (Standard-Produktinformation) detaillierte Marktanalysen erstellt, Einsatzgebiete und Funktionsprinzipien der Geräte beschrieben und Hinweise für einen sicheren und bestimmungsgemäßen Gebrauch der Geräte sowie für eine regelmäßige Inspektion und Wartung gegeben (Untersuchungstiefe I).

In einem weiteren Schritt werden ausgewählte Geräte einem gezielten Leistungs- und Funktionstest zur Überprüfung einzelner Betriebsdaten unterzogen (Untersuchungstiefe II).

In einer dritten Stufe werden Geräte einer Erprobung innerhalb der klinischen Routine unterzogen. Dabei werden das Einsatzverhalten der Geräte praktisch überprüft, die Wirtschaftlichkeit des Geräteeinsatzes untersucht und typische Anwendungsprobleme und Schwachstellen herausgearbeitet (Untersuchungstiefe III).

Der vorliegende Band bietet eine vergleichende Übersicht über die Testergebnisse von 24 auf dem deutschen Markt erhältlichen Infusionsapparaten (Untersuchungstiefe II). Dieser Band knüpft an den in der auslaufenden Schriftenreihe „Medizintechnik im Krankenhaus" erschienenen Band 3 über Infusionsapparate an, der ausführliche Informationen über die Funktionsprinzipien, die medizintechnischen und ärztlichen Anforderungen und die medizinischen Grundlagen der apparativen Infusionstherapie enthält (Untersuchungstiefe I). Das Kapitel „Wirtschaftlichkeit" wurde hinsichtlich der möglichen Ausstattungsalternativen und ihrer Folgekosten unter besonderer Berücksichtigung der Liegedauer einer Infusion (Häufigkeit des Besteckwechsels) neu überarbeitet und in den vorliegenden Band aufgenommen.

Das diesem Leistungs- und Funktionstest zugrunde

liegende Prüfprogramm wurde in den Jahren 1981 bis Dezember 1983 von der tkb-Universitätsarbeitsgruppe auf der Grundlage der existierenden Normen und Normentwürfe sowie im Kontakt mit den Herstellern und ihren Kundendienstfirmen entwickelt. Dieser relativ lange Zeitraum erklärt sich aus der Notwendigkeit der sukzessiven Modifikation des Prüfprogramms mit entsprechenden Testwiederholungen, um sowohl Hinweise der Firmen zur Validität der gewählten Untersuchungsmethoden als auch Hinweise aus den Krankenhäusern zur Vergleichbarkeit und zur Brauchbarkeit der Ergebnisse für aktuelle Investitionsentscheidungen zu berücksichtigen. Der erfolgreiche Abschluß dieses Lernprozesses, verbunden mit den entsprechenden organisatorischen Konsequenzen, hat jedoch die Voraussetzungen dafür geschaffen, einen derartigen Test bei entsprechendem Bedarf, z. B. zur Anpassung an die Marktentwicklung, kurzfristig zu wiederholen.

Dennoch bedarf das Prüfprogramm einer ständigen Weiterentwicklung, insbesondere im Hinblick auf seine Anpassung an die praktischen Entscheidungsprobleme bei Neu- und Ersatzbeschaffungen von Infusionsapparaten. Daher sind wir für entsprechende Anregungen und Hinweise dankbar und werden sie bei unserer weiteren Arbeit berücksichtigen.

Berlin, März 1984

Die Herausgeber

Inhaltsübersicht

1 Einsatz und Angebot von Infusionsapparaten

Die Infusionstherapie ist fester Bestandteil der internistischen und operativen Therapie. Allein in der Bundesrepublik Deutschland wurden im Jahre 1972 ca. 20 Mio. Infusionsflaschen und ca. 18 Mio. Einmal-Infusionsbestecke verbraucht.[1]

Nehmen wir eine lineare Bedarfssteigerung von ca. 7% jährlich an, so liegt der gegenwärtige Verbrauch bei mindestens 37 Mio. Flaschen; andere Schätzungen schließen eine Vervierfachung des Bedarfs in den letzten 10 Jahren nicht aus (ca. 65–80 Mio. Infusionsflaschen).

Der gegenwärtige Bestand an Infusionsgeräten in der Bundesrepublik Deutschland wird auf ca. 60.000–70.000 Einheiten geschätzt.

1.1 Infusionstherapie

Unter einer Infusion wird die Zufuhr einer Flüssigkeit in den venösen oder arteriellen Teil des Kreislaufs verstanden.[2]

Der breite Aufgabenbereich der Infusionstherapie liegt im wesentlichen auf folgenden Gebieten:

- Zufuhr von Kalorienträgern bei künstlicher Ernährung,
- Zufuhr von Medikamenten,
- Regulierung des Elektrolyt-Haushalts und des Säure-Basen-Gleichgewichts,
- Flüssigkeitszufuhr zur forcierten Ausscheidung von Giftstoffen durch die Niere (z.B. bei Schlafmittelvergiftung etc.).

Innerhalb des Krankenhauses werden Infusionen hauptsächlich in folgenden Betriebsstellen vorgenommen:

- Intensivmedizin[3],
- Aufnahme und Notfalldienst,
- Operation[3],
- Entbindung,
- Säuglings-und Kinderpflege,
- Funktionsdiagnostik[3],
- Normalpflege.

Eine Infusion kann manuell oder unter Einsatz von Infusionsapparaten durchgeführt werden. Für die Wahl der zweckmäßigsten Infusionstechnik sind die geforderte Infusionsrate, die Infusionsdauer, die Dosiergenauigkeit und die erforderliche Applikationstechnik (peripher oder zentral) ausschlaggebend.

Gegenwärtig hat die manuelle Schwerkraftinfusion mit ca. 80% den größten Anteil an den Infusionsbehandlungen im Krankenhaus. Es handelt sich hierbei um ein Verfahren mit geringen Anforderungen an die Infusionsrate und die Dosiergenauigkeit. Die Flüssigkeitszufuhr erfolgt lediglich durch das hydrostatische Druckgefälle zwischen dem Patienten und der in Flaschen oder Plastikbeutel gefüllten Infusionslösung (vgl. Abb. 1.1), ggf. unterstützt durch Kompression der Infusionslösung (manuelle Druckinfusion).

Die Infusion ist hierbei sehr schwierig zu dosieren, da

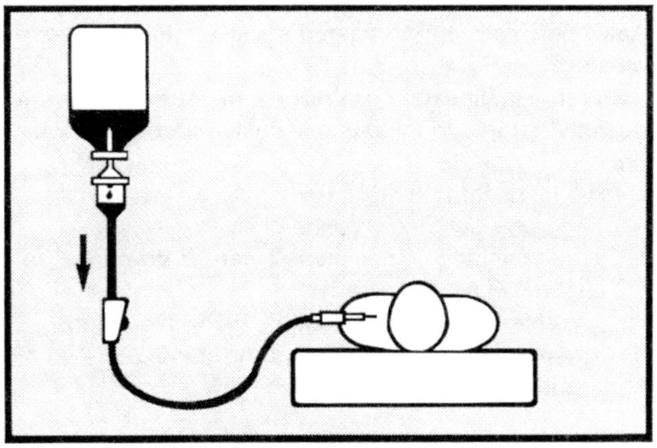

Abb. 1.1 Prinzip der Schwerkraftinfusion

die Geschwindigkeit der Flüssigkeitszufuhr nur manuell durch Schließen oder Öffnen einer Rollenschlauch-

1 Unter "Infusionsbesteck" wird hier wie im folgenden die Kombination von Infusionsschlauch, Tropfenkammer und Schlauchklemme verstanden. Dies entspricht der im Krankenhaus üblichen Sprachregelung im Gegensatz zur DIN 58362, die statt dessen von "Infusionsgeräten" spricht. Unter "Infusionsgerät" oder auch "Infusionsapparat" sollten vielmehr Infusionsregler, Infusionspumpen und Spritzenpumpen verstanden werden.

2 Sonderformen der Infusionstherapie (z.B. subkutan, intestinal usw.) werden im folgenden nicht berücksichtigt.

3 In Band 1 der Schriftenreihe Medizintechnik im Krankenhaus ("Allgemeiner Überblick") findet der interessierte Leser Ausführungen zu den Zielen, Aufgaben, Leistungsanforderungen und zur gerätetechnischen Ausstattung dieser Betriebsstellen. Daraus ist die Bedeutung der Infusionstherapie im Gesamtspektrum der Aufgaben der jeweiligen Betriebsstelle ersichtlich, so daß eine situationsgerechte Geräteauswahl ermöglicht wird.

klemme reguliert wird (vgl. Abb. 1.2). Die Infusionsrate aber ist von zahlreichen Faktoren abhängig, die durch eine Rollenschlauchklemme nur schwer bzw. überhaupt nicht reguliert werden können, z.B.:

- Form und Fertigungsqualität des Tropfrohrs in der Tropfenkammer des Infusionsbestecks,
- Konstanz des Förderdrucks,
- physikalische Eigenschaften der Infusionslösung,
- Umgebungsbedingungen[4].

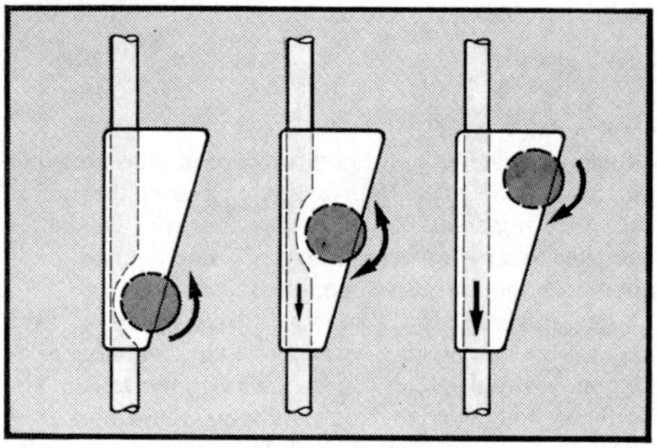

Abb. 1.2 Manuelle Rollenschlauchklemme

Aus diesen Gründen können mit manuellen Infusionssystemen nur geringe Fördergenauigkeiten von durchschnittlich ±20% erreicht werden; Abweichungen von ±50% sind durchaus möglich. Die Schwerkraftinfusion kann nur dann angewendet werden, wenn die Infusionstherapie geringe Fördergenauigkeiten zuläßt und die physikalischen Voraussetzungen (Druck, Förderrate) gegeben sind.

Durch den Einsatz von Infusionsapparaten konnte die Infusionstherapie in folgenden Punkten verbessert werden:

- Erhöhung der Infusionsrate,
- Steigerung der Dosiergenauigkeit,
- Gewährleistung einer konstanten Förderung bei Langzeitinfusionstherapien.

Diese Vorteile erweitern das Behandlungsspektrum, so daß der Anteil apparativer Infusionen in ständigem Wachsen begriffen ist.

1.2 Aufbau von Infusionsapparaten

Bei der apparativen Infusionstechnik unterscheidet man Infusionsregler, Infusionspumpen und Infusionsspritzenpumpen.

4 Diese Einflußgrößen werden im 3. Band der Schriftenreihe „Medizintechnik im Krankenhaus" ausführlich behandelt.

Infusionsregler

Infusionsregler sind elektromedizinische Geräte ohne eigenen Förderantrieb, welche die Dosierung der zu infundierenden Flüssigkeit im Durchflußverfahren regeln und überwachen (vgl. Abb. 1.3). Im Prinzip handelt es sich bei ihnen um mechanisierte Rollenschlauchklemmen (vgl. Abb. 1.4), die das Pflegepersonal vom manuellen Nachregulieren entbinden und bei Störungen Alarm geben.

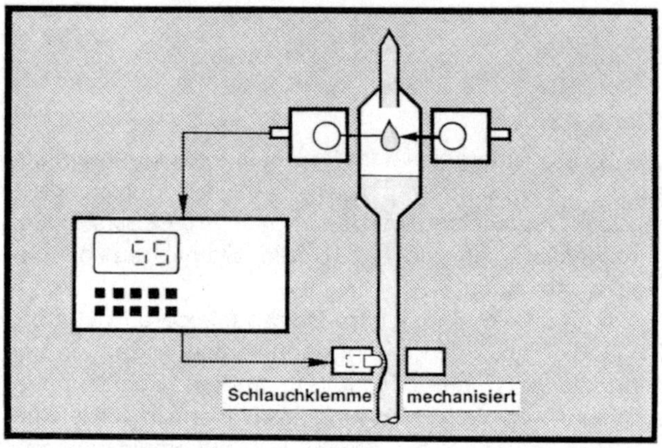

Abb. 1.3 Prinzip eines Infusionssystems mit Infusionsregler

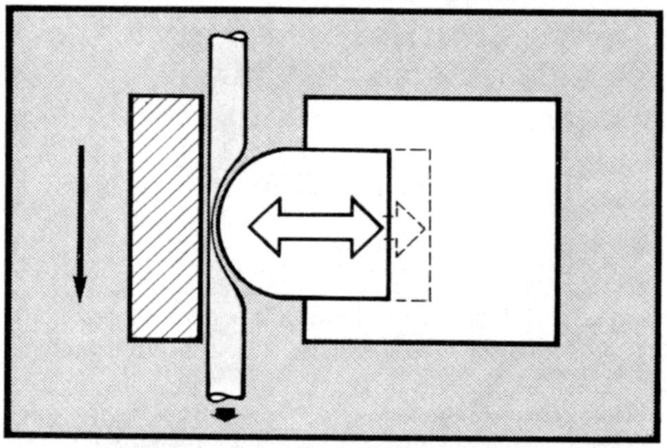

Abb. 1.4 Prinzip der Durchflußregulierung bei Infusionsreglern (mechanisierte Schlauchklemme)

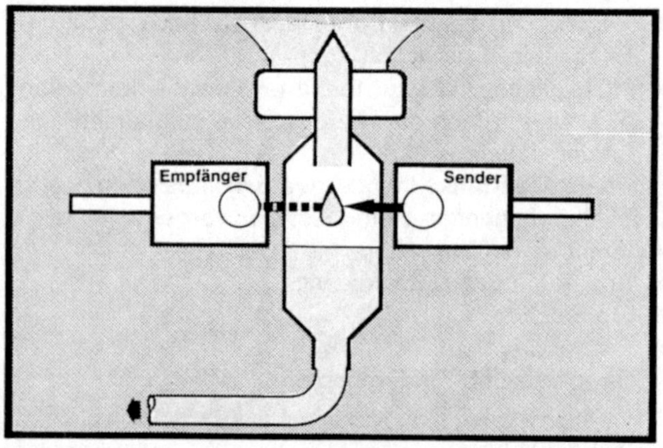

Abb. 1.5 Prinzip eines Tropfensensors

Die Infusionsregler genügen in vielen Fällen einer venösen Infusionstherapie, bei denen eine über die manuelle Schwerkraftinfusion hinausgehende Dosiergenauigkeit erforderlich ist.

Hierbei werden die Tropfen mit Hilfe einer Lichtschranke (Tropfensensor) erkannt (Abb. 1.5).

Infusionspumpen

Im Gegensatz zu Infusionsreglern verfügen die Infusionspumpen über einen eigenen Förderantrieb, der für hohe Infusionsraten, gleichmäßige Flüssigkeitszufuhr und zur Vermeidung von Verschlüssen bei Langzeittherapien notwendig ist. Man unterscheidet je nach Art des Förderantriebs zwischen Rollenpumpen (Abb. 1.6), Peristaltikpumpen (Abb. 1.7) und Kolbenpumpen (Abb. 1.8).

Infusionspumpen können entweder tropfengeregelt (Abb. 1.9) oder volumengesteuert sein (Abb. 1.10). Als wesentliche Bauelemente sind der Förderantrieb mit

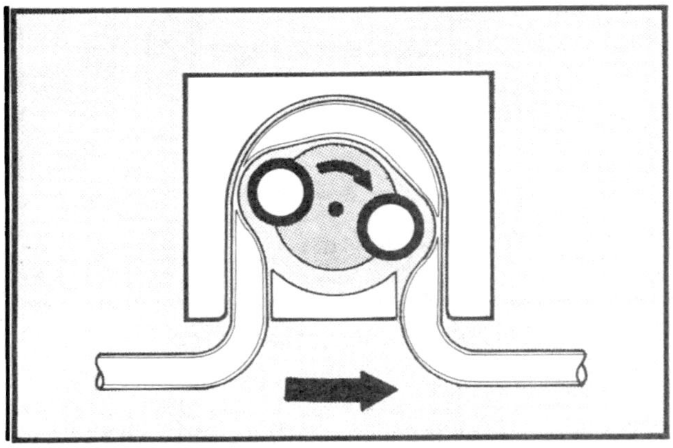

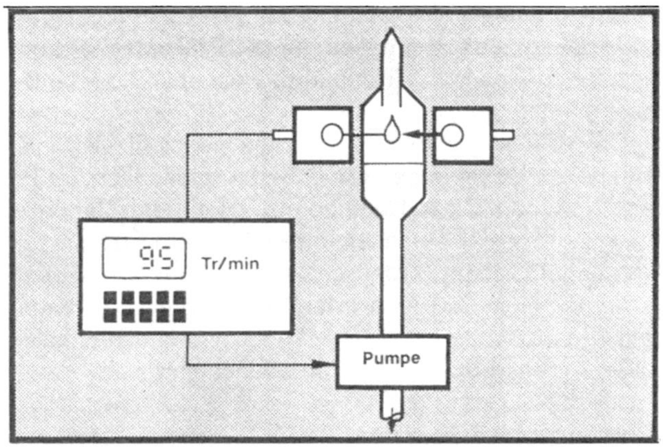

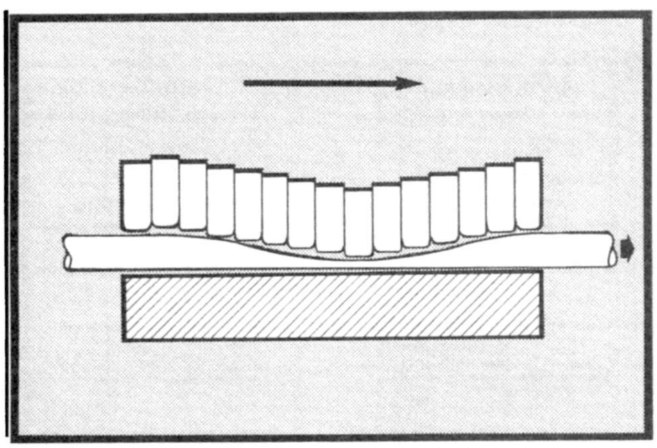

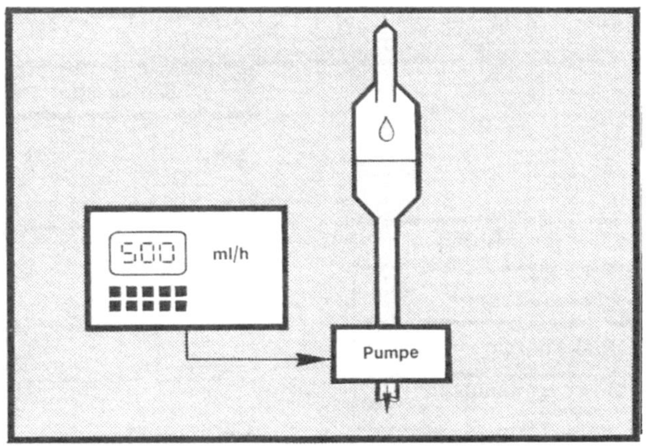

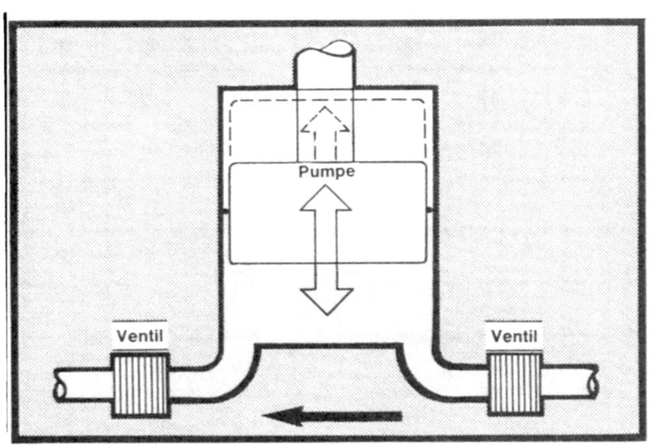

Abb. 1.8 Förderprinzip einer Kolbenpumpe

Höhere Dosiergenauigkeiten sind nur dann möglich,

wenn vom Hersteller der Infusionsapparate druckbeständige DIN-Bestecke mit einer größeren Genauigkeit empfohlen oder selbst hergestellt werden. Ferner müssen Umrechnungstabellen mitgeliefert werden, welche die Zusammenhänge zwischen Volumen pro Tropfen, Tropfenrate und Infusionslösung verdeutlichen. Nur so läßt sich eine Verbesserung der Dosiergenauigkeit bei tropfengeregelten Infusionsapparaten erreichen.

Der Vorteil der Infusionsapparate, die druckbeständige DIN-Bestecke verwenden können, liegt im geringen Preis des Einmalartikels gegenüber den Kosten für Spezialbestecke; jedoch müssen diese DIN-Bestecke dem maximalen Arbeitsdruck des Infusionsapparates standhalten.

Bei volumengesteuerten Pumpen bezieht sich die Angabe zur Dosiergenauigkeit auf das tatsächlich geförderte Volumen. Diese Pumpen erreichen unter Verwendung von Spezialbestecken mit kalibriertem Präzisionsschlauchstück eine Fördergenauigkeit von ±5% und besser, je nachdem, ob Eigen- oder Fremdbestecke verwendet werden. Auch diese Bestecke müssen auf den maximalen Arbeitsdruck der Pumpe abgestimmt sein.

Infusionsspritzenpumpen

Infusionsspritzenpumpen (auch Infusionsspritzen genannt) sind Druckinfusionsgeräte, die mit Hilfe eines linearen Präzisionskolbenantriebs eine oder mehrere Spritzen gleichzeitig entleeren (vgl. Abb. 1.11). Spritzengrößen von 25, 50 und 100 ml sind hier gebräuchlich. Spritzenpumpen können Glas-, Metall-oder Kunststoffspritzen (Einmalartikel) als Einsätze aufnehmen. Bedingt durch ihren Aufbau können Fördergenauigkeiten von ±2% und besser erreicht werden.

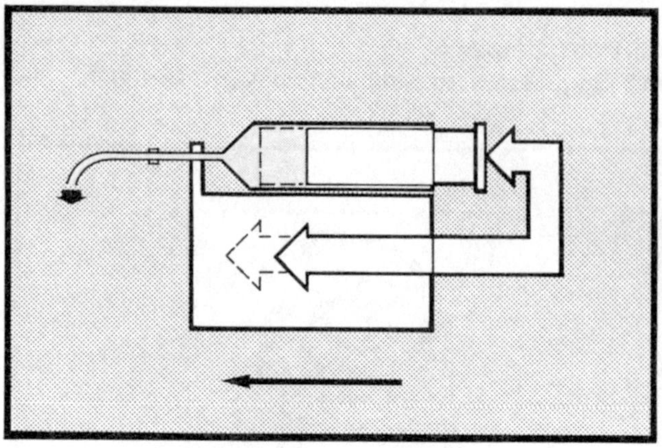

Abb. 1.11 Prinzip einer Infusionsspritzenpumpe

Der Einsatz von Infusionsspritzenpumpen ist besonders zur genauen Applikation von Medikamenten angezeigt. Zu ihren wesentlichen Bauteilen gehören der Antrieb mit Spritzenaufsatz, der Steuer- und Regelkreis und die Infusionsspritze.

	Infusionsregler			Infusionspumpe			Inf.-Spritzenpumpe		
	einfache	standardmäßige	spezielle	einfache	standardmäßige	spezielle	einfache	standardmäßige	spezielle
	Anforderung			Anforderung			Anforderung		
Ausstattung									
Stromversorgung Netz / Akku	N	N+A	N+A	N	N+A	N+A	N	N+A	N+A
Dosierbereich ml/h min / max	5 < 200	5 200	1 > 200	> 5 < 300	5 300	< 5 > 300	> 1 < 50	1 50	< 1 > 50
Dosiergenauigkeit % volumenbezogen	> 10	10	< 10	> 10	10	< 10	> 2	2	< 2
Infusionsbesteck	DIN	DIN	Spezial	DIN[1]	DIN[1]	Spezial	50 ml	50 ml	25/50 ml
Alarmgeber	●	●	●	●	●	●	●	●	●
Druckbegrenzung	---	---	---		●	●		●	●
Schwesternruf		●	●		●	●		●	●
Lufterkennung		●	●		●	●	---	---	---
Anzeige der infundierten Menge			●			●			●
Einstellung Gesamtfördermenge			●			●			●
zusätzlicher Druckimpuls			●	---	---	---	---	---	---
Fehlererkennungssystem			●			●			●
Bedienungsführung			●			●			●

Abb. 1.13 Anforderungen an Infusionsapparate bei Einsatz im Krankenhaus

Sicherheitsoptimierung durch Begrenzung des Arbeitsdrucks bei apparativen Druckinfusionen

Die sichere Anwendung von Druckinfusionsapparaten setzt die Kenntnis physikalischer Zusammenhänge sowie des Funktionsprinzips der verwendeten Apparate voraus. Die automatischen Fehlererkennungs- bzw. Alarmmechanismen können systembedingt nicht alle bei der Druckinfusion auftretenden Störungen und Gefahren melden.[5]

Darüber hinaus kann die Begrenzung des max. Arbeitsdrucks (Abschaltdruck) einen wesentlichen Beitrag zur Erhöhung der Sicherheit von Druckinfusionsapparaten gewährleisten. In Abhängigkeit von

- Förderantrieb
- Förderrate
- Temperatur
- Viskosität des Fördermediums
- Kanüleninnendurchmesser

entsteht der Förderdruck.
Steigt dieser Förderdruck während einer Infusion etwa durch Abklemmen oder Abknicken des Schlauches über die zulässige Maximalbelastung von Apparat und Besteck, was auf direktem oder indirektem Wege (etwa Messung der Abweichung von der Förderrate) erkannt werden kann, erweist sich ein Alarmsystem als notwendig, das den Infusionsvorgang einstellt.

Während die normale klinische Anwendung bei einer Förderrate <150 ml/h und einem Kanülen- oder Katheterinnendurchmesser >0,25 mm einen Förderdruck von ≤200 hPa erzeugt, haben die Untersuchungen des tkb ergeben, daß selbst in Grenzfällen wie einer Förderrate >500 ml und einem Kanüleninnendurchmesser ≤0,25 mm ein Förderdruck unter 1000 hPa auftritt (vgl. Abb. 1.12).

Aus diesem Ergebnis wurde unsere Empfehlung erarbeitet, daß der Arbeitsdruck bei Druckinfusionsapparaten unter Alarmgebung auf max. 1000 hPa begrenzt werden sollte.[6] Diese Empfehlung wurde auch in den geplanten Entwurf einer entsprechenden DIN für Druckinfusionsapparate übernommen. Demgegenüber sollte der max. Arbeitsdruck der Infusionsbestecke für Druckinfusionsapparate auf 1500 hPa festgesetzt werden, wobei folgende Bedingungen erfüllt sein müssen:

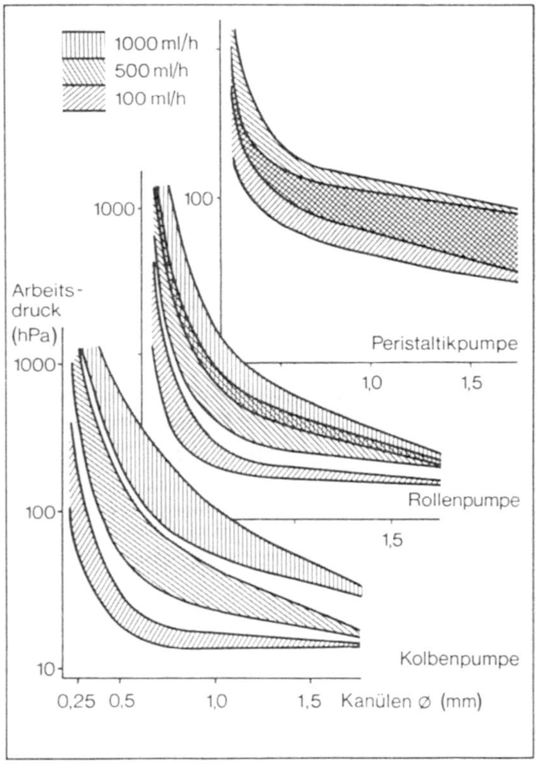

Abb. 1.12
Förderdruck in Abhängigkeit von der Förderrate und dem Kanülen-Innendurchmesser

- Die Verbindungsstellen der Schläuche dürfen sich nicht lösen
- Das Schlauchsystem muß dicht sein
- Es darf kein die Gesundheit des Patienten beeinträchtigender Bolus entstehen

Bei Verwendung von Infusionsbestecken, die nach DIN 58 362 ausschließlich für Schwerkraftinfusionen geeignet sind und z.T. nur eine Druckbeständigkeit von 200 hPa aufweisen, ist darauf zu achten, daß sie für Druckinfusionen ungeeignet sind, obwohl sie sich teilweise in Druckinfusionsapparate einlegen lassen, so daß es zu gefährlichen Verwechslungen kommen kann.

5 vgl. hierzu den 3. Bd. der Schriftenreihe Medizintechnik im Krankenhaus „Infusionsapparate"

6 Welchen Druck die verschiedenen Infusionsapparate erzeugen und welchem Druck die vom Hersteller empfohlenen, aber nicht in jedem Falle kompatiblen Fremdfabrikaten überlegenen Infusionsbestecke standhalten, geht aus den Tabellen der Gerätedaten und der Meßergebnisse auf den Seiten 64ff. hervor.

1.3 Ausstattungsanforderungen und Geräteübersicht

Erforderliche Dosiergenauigkeit, Preis des Infusionsapparates, gewünschte Ausstattungsmerkmale und Folgekosten sind wichtige Faktoren, die vor dem Gerätekauf zu beachten sind und die Geräteauswahl entscheidend beeinflussen sollten.

Gemeinsam mit Ärzten, Ingenieuren, Kaufleuten und Krankenhausfachleuten wurden die in Abb. 1.13 dargestellten Anforderungen an Infusionsregler, Infusionspumpen und Infusionsspritzenpumpen entwickelt. Diese Anforderungen werden für jeweils drei Ausstattungsklassen (Einfach-, Standard- und Sonderausstattung) getrennt angegeben.

Um die getesteten Geräte der jeweiligen Ausstattungsklasse zuzuordnen, sind in den nachfolgenden Geräteübersichten die Anforderungen an die Ausstattung den tatsächlichen Leistungen der Infusionsapparate gegenübergestellt. Die Geräteübersichten geben einen schnellen Überblick über Unterschiede der wichtigsten Ausstattungsmerkmale, Dosiergenauigkeit, Stromversorgung und Preise. Außerdem ist ersichtlich, welche Komponenten zur Grundausstattung des jeweiligen Gerätes gehören (in den Tabellen durch einen schwarzen Punkt gekennzeichnet) und welche gegen Aufpreis zusätzlich gekauft werden können (in den Tabellen durch einen Kreis gekennzeichnet).

Innerhalb der jeweiligen Gerätegruppe sind die Geräte nach ihren Angebotspreisen sortiert. Außerdem wurden die z.Z. gültigen Richtpreise für die Infusionsbestecke und weiteres Zubehör ausgewiesen. Die Adressen der Anbieter der Infusionsapparate sind im Anhang II aufgeführt.

Zusammenfassend kann festgestellt werden, daß die Zweckmäßigkeit des Einsatzes von Infusionsapparaten abhängig ist von der jeweiligen Indikationsstellung, den geeigneten Applikationstechniken und den sich daraus ergebenden Anforderungen an die Infusionsrate, die Dosiergenauigkeit und die Konstanz der Förderung.

In Abb. 1.14 ist dargestellt, welcher Zusammenhang zwischen einzelnen medizinischen Parametern und den verschiedenen Infusionstechniken besteht. Daraus lassen sich Einsatzbedingungen ableiten, für die bestimmte Infusionstechniken besonders geeignet sind.

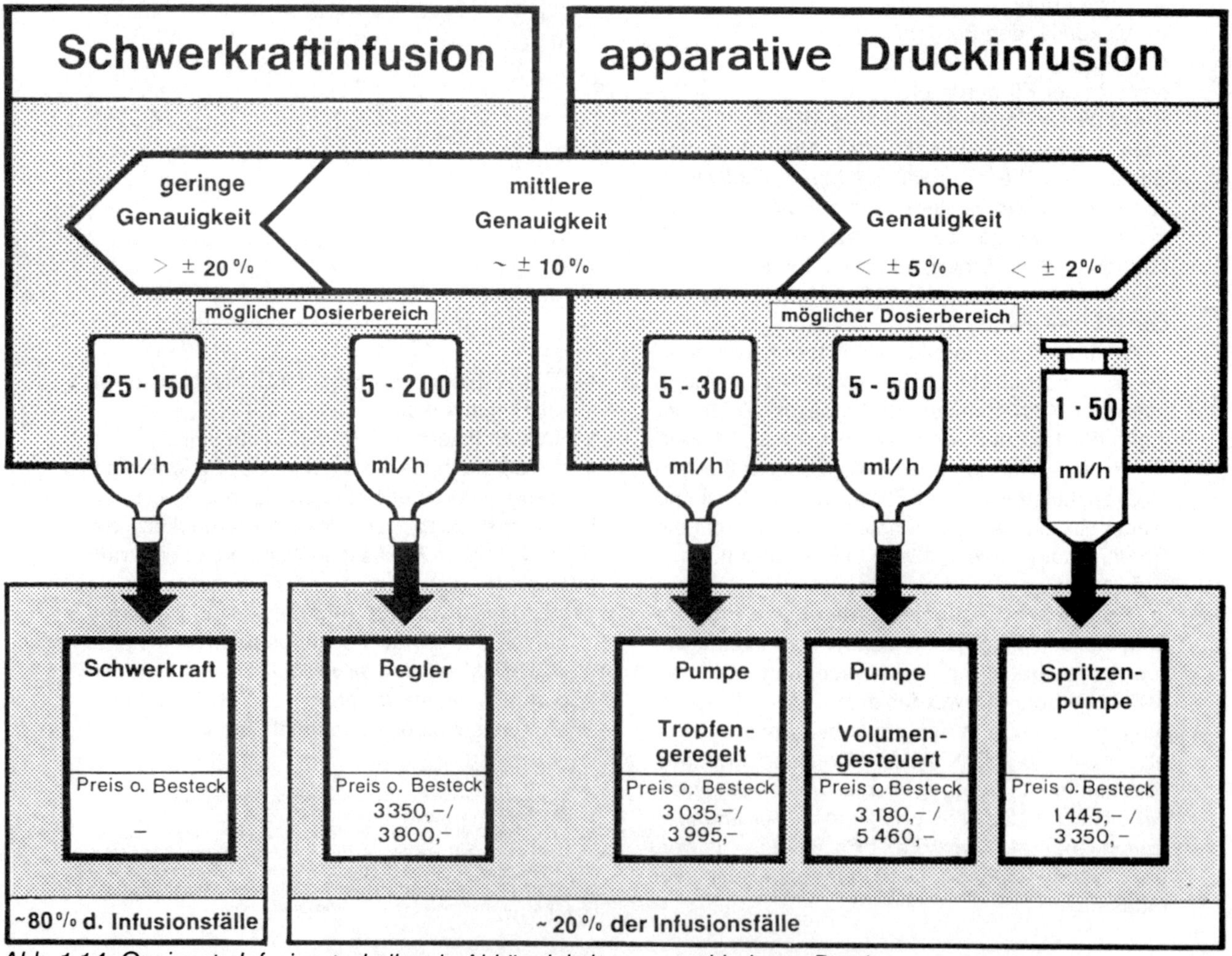

Abb. 1.14 Geeignete Infusionstechniken in Abhängigkeit von verschiedenen Randparametern

tkb Übersicht: Getestete Infusionsapparate

Infusionsregler

Preise/ Ausstattung		Ärztliche Anforderungen Einf.	Stand.	Sond.	IMED 350 Controller	IVAC 231-1	Pfrimmer IDG-Constantomat[1]
Grundpreis	DM				**3.350,–**	**3.430,–**	**3.800,–**
Ständer	DM				**380,–**	**495,–**	**–**
Ersatz-Tropfensensor	DM				**140,–**	**155,–**	**450,–**
Infusionsbesteck	Art	DIN	DIN	DIN	**Spezial**	**DIN**	**DIN**
	DM				**5,50**	**ab 2,65**	**1,62**
Ersatzakku	DM				**80,–**	**199,–**	
Stromversorgung	Netz / Akku	N	N + A	N + A	**N + A**	**N + A**	**N (+A)[2]**
Dosierbereich	ml/h	>5 <200	5 200	<5 >200			**1-299**
	Tr/min	1 <60	1 60	1 >60	**1-99**	**1-69**	
Dosiergenauigkeit %	volumenbezogen	>10	10	<10			**+4/–1**
	tropfenbezogen	>2	2	<2	**+0/–0,6**	**+3,3/–1,1**	
Alarmgeber		●	●	●	●	●	●
Zus. Druckimpuls							●
Schwesternruf			●	●	●	●	●
Lufterkennung			●	●	●		
Anzeige der infundierten Menge				●			●[3]
Einstellung Gesamtfördermenge				●			●
Fehlererkennungs-system				●	●	●	●
Bedienungsführung				●	●		
Gerätebeschreibung				Seite:	14	16	18
Meßergebnisse/Gerätedaten				Seite:	64f.	64f.	64f.

Angaben ohne Gewähr; Preise excl. MwSt. Stand Jan. 1984

1 Volumenerrechnender Infusionsregler

2 Akku nur zur Datenspeicherung

3 Restmengenanzeige

Übersicht: Getestete Infusionsapparate

Infusionspumpen, tropfengeregelt

Preise/ Ausstattung		Ärztliche Anforderungen Einf.	Stand.	Sond.	Amefa PE-01/-01L[4]	MGVG IP 82[6]	Fresenius P 200	Amefa PE-02/-02 BL[8]	IVAC 531-1
Grundpreis	DM				3.035,–	3.090,–	3.250,–	3.375,–	3.430,–
Ständer	DM				auf Anfrage	–	288,–	auf Anfrage	495,–
Ersatz-Tropfensensor	DM				–	auf Anfrage	–	–	155,–
Infusionsbesteck	Art	DIN	DIN	Spezial	DIN[5]	DIN[5]	DIN[5]	DIN[5]	DIN[5]
	DM				0,90-1,10	1,85	2,25/1,60[7]	0,90-1,10	ab 2,65
Ersatzakku	DM				–	auf Anfrage	115,–	150,–	199,–
Stromversorgung	Netz / Akku	N	N + A	N + A	N	N + A	N + A	N + A	N + A
Dosierbereich	ml/h	>5 <300	5 300	<5 >300					
	Tr/min	>1 <100	1 100	<1 >100	1 bis 99	1 bis 99	1 bis 99	1 bis 99	1 bis 99
Dosiergenauigkeit %	volumenbezogen	>10	10	<10					
	tropfenbezogen	>1	1	<1	+1,4/–0,5	+8,3/–4	+0,2/–0,3	+1,4/–1,2	+3/–3
Alarmgeber		●	●	●	●	●	●	●	●
Druckbegrenzung			●	●	●	●	●	●	
Schwesternruf			●	●	●	●	●	●	●
Lufterkennung			●	●	○[4]	●		○[8]	
Anzeige der infundierten Menge				●	●		●	●	
Einstellung Gesamtfördermenge				●					
Fehlererkennungssystem				●	●	●	●	●	
Bedienungsführung				●					
Gerätebeschreibung				Seite:	20	–[6]	26	22	28
Meßergebnisse/Gerätedaten				Seite:	66f.	–[6]	66f.	66f.	66f.

Angaben ohne Gewähr; Preise excl. MwSt. Stand Jan. 1984

4 PE-01 ohne Lufterkennung (nicht nachrüstbar); PE-01L mit Lufterkennung: DM 3.470,–

5 Druckbeständige DIN-Bestecke für Infusionsapparate

6 Baugleich mit Schiwamatic 3000

7 Mit/ohne Zuspritzteil

8 Lufterkennung nur bei PE-02 BL: DM 3.680,–

Übersicht: Getestete Infusionsapparate

Infusionspumpen, tropfengeregelt

Preise/ Ausstattung		Ärztliche Anforderungen Einf.	Stand.	Sond.	Schiwa Schiwa-[9] matic 3000	Braun Dropmat secura	Amefa [12] PE-03/-03L	MGVG IP 83 [13]	Schiwa Schiwa-[15] matic 7000
Grundpreis	DM				3.495,–	3.680,–	3.315,–	3.590,–	3.995,–
Ständer	DM				–	368,– 498,–	auf Anfrage	–	–
Ersatz-Tropfensensor	DM				145,25	136,–	–	auf Anfrage	145,25
Infusionsbesteck	Art	DIN	DIN	Spezial	DIN [5]	DIN [5] [10]	DIN [5]	DIN,[5] Spezial	DIN,[5] Spezial
	DM				1,85	1,95	0,90-1,10	ab 1,85	ab 1,85
Ersatzakku	DM				auf Anfrage	– [11]	–	auf Anfrage	auf Anfrage
Stromversorgung	Netz Akku	N	N + A	N + A	N + A	N + A	N	N + A	N + A
Dosierbereich	ml/h	>5 <300	5 300	<5 >300			1-499	1-400 [14]	1-400 [14]
	Tr/min	>1 <100	1 100	<1 >100	1 bis 99	1 bis 99			
Dosiergenauigkeit %	volumenbezogen	>10	10	<10			+7,4/–2,5	+4/–5,3	+4/–5,3
	tropfenbezogen	>1	1	<1	+8,3/–4	+8,4/0			
Alarmgeber		●	●	●	●	●	●	●	●
Druckbegrenzung			●	●	●	●	●	●	●
Schwesternruf			●	●	●	●	●	●	●
Lufterkennung			●	●	●	●	○ [12]	●	●
Anzeige der infundierten Menge				●			●	●	●
Einstellung Gesamtfördermenge				●				●	●
Fehlererkennungs-system				●	●	●	●	●	●
Bedienungsführung				●				●	●
Gerätebeschreibung				Seite:	30	24	32	–[13]	34
Meßergebnisse/Gerätedaten				Seite:	68f.	66f.	68f.	–[13]	68f.

Angaben ohne Gewähr; Preise excl. MwSt. Stand Jan. 1984

5 Druckbeständige DIN-Bestecke für Infusionsapparate
9 Baugleich mit MGVG IP 82
10 Mit spezieller Tropfenkammer
11 Der Akku ist als Ersatzteil nicht lieferbar, sondern wird im Rahmen der Serviceleistungen ausgetauscht.
12 Volumenerrechnende Infusionspumpe; Lufterkennung nur bei PE-03L: DM 3.500,–
13 Volumenerrechnende Infusionspumpe, baugleich mit Schiwamatic 7000
14 Bei Verwendung von Spezialbestecken 1 bis 600 ml/h
15 Volumenerrechnende Infusionspumpe, baugleich mit MGVG IP 83

Übersicht: Getestete Infusionsapparate

Infusionspumpen, volumengesteuert

Preise/ Ausstattung		Ärztliche Anforderungen Einf.	Stand.	Sond.	Braun Infusomat II	Fresenius VP-1000	IVAC 631-1	IMED 922 TÜV	Braun Infusomat secura
Grundpreis	DM				3.180,–	3.300,–	3.750,–	3.850,–	4.120,–
Ständer	DM				275,–/397,–	288,–	495,–	380,–	368,–/498,–
Ersatz-Tropfensensor	DM				136,–	–	155,–	–	136,–
Infusionsbesteck	Art	DIN	DIN	Spezial	Spezial	Spezial	Spezial	Spezial	Spezial
	DM				2,90	2,90/2,70 [7]	9,20	6,95 + 0,70 [17]	2,60
Ersatzakku	DM				226,80 [16]	115,–	386,–	80,–	[11]
Stromversorgung	Netz Akku	N	N + A	N + A	N(+A) [16]	N + A	N + A	N + A	N + A
Dosierbereich	ml/h	>5 <300	5 300	<5 >300	1-999	1-999	1-999	1-799	1-400 [18]
	Tr/min								
Dosier-genauigkeit %	volumenbezogen	>5	5	<5	+3,0/–3,6	+5,5/–6,2	–0,1/–3,0	+1,8/–1,0	+4,6/–5,0
	tropfenbezogen								
Alarmgeber		●	●	●	●	●	●	●	●
Druckbegrenzung			●	●	●	●	●	●	●
Schwesternruf			●	●	●	●	●	●	●
Lufterkennung			●	●				●	●
Anzeige der infundierten Menge				●			●	●	● [3]
Einstellung Gesamtfördermenge				●		●		●	●
Fehlererkennungs-system				●	●	●	●		●
Bedienungsführung				●			●		
Gerätebeschreibung				Seite:	36	40	50	42	38
Meßergebnisse/Gerätedaten				Seite:	70f.	70f.	72f.	70f.	70f.

Angaben ohne Gewähr; Preise excl. MwSt. Stand Jan. 1984

3 Restmengenanzeige

7 Mit/ohne Zuspritzteil

11 Der Akku ist als Ersatzteil nicht lieferbar, sondern wird im Rahmen der Serviceleistungen ausgetauscht

16 Netzunabhängiger Betrieb ist mit Zusatzgerät Akkuport möglich; Preis DM 495,–, Ersatzakku hierzu DM 226,80

17 Bei Flaschenwechsel muß nur das Anschlußstück zu DM 0,70 gewechselt werden.

18 Seit 1.1.84 1–600 ml/h

Übersicht: Getestete Infusionsapparate

Infusionspumpen, volumengesteuert

Preise/ Ausstattung		Ärztliche Anforderungen Einf.	Stand.	Sond.	IMED 960	IMED 965 micro	IVAC 561-GG
Grundpreis	DM				4.550,–	4.600,–	5.460,–
Ständer	DM				380,–	380,–	685,–
Ersatz-Tropfensensor	DM				–	–	155,–
Infusionsbesteck	Art	DIN	DIN	Spezial	Spezial	Spezial	Spezial
	DM				6,95 + 0,70[17]	6,95 + 0,70[17]	8,50
Ersatzakku	DM				80,–	80,–	220,–
Stromversorgung	Netz / Akku	N	N + A	N + A	N + A	N + A	N + A
Dosierbereich	ml/h	>5 <300	5 300	<5 >300	1-999	0,1-99,9	1-499
	Tr/min						
Dosiergenauigkeit %	volumenbezogen	>5	5	<5	+1,8/−1,0	+0,5/−5,0	+3,4/−2,0
	tropfenbezogen						
Alarmgeber		●	●	●	●	●	●
Druckbegrenzung			●	●	●	●	●
Schwesternruf			●	●	●	●	●
Lufterkennung			●	●	●	●	○ 345,–
Anzeige der infundierten Menge				●	●	●	●
Einstellung Gesamtfördermenge				●	●	●	●
Fehlererkennungs-system				●	●	●	●
Bedienungsführung				●	●	●	●
Gerätebeschreibung				Seite:	44	46	48
Meßergebnisse/Gerätedaten				Seite:	70f.	72f.	72f.

Angaben ohne Gewähr; Preise excl. MwSt. Stand Jan. 1984

17 Bei Flaschenwechsel muß nur das Anschlußstück zu DM 0,70 gewechselt werden.

Übersicht: Getestete Infusionsapparate

Infusionsspritzenpumpen

Preise/ Ausstattung		Ärztliche Anforderungen Einf.	Stand.	Sond.	Fresenius Batterie - Injectomat 50	Braun Perfusor VI	Braun Perfusor secura	MBB-AT infuSys S1	IVAC 701-1G
Grundpreis	DM				1.445,–	1.490,–	2.895,–	3.200,–	3.350,–
Ständer	DM				288,–	–	–	530,–	–
Spritze (Einmal)	ml	50	50	25/50	50	25 od. 50	25 od. 50	50	50
	DM				1,68/1,58[19]	1,20/1,50	1,20/1,50	1,80	1,60
Leitung	DM				1,60	1,50	1,50	1,80	3,95
Ersatzakku	DM				59,50	–	226,80[16]	auf Anfrage	197,–
Stromversorgung	Netz / Akku	N	N + A	N + A	N + A	N	N(+A)[16]	N + A	N + A
Dosierbereich	ml/h	>1 <50	1 50	<1 >50	1-100	0,3-300/ 0,6-600	0,1-99,9	1-299	0,1-99,9
	Tr/min								
Dosiergenauigkeit %	volumenbezogen	>2	2	<2	+2,3/−2,8	+1,9/−0	+1,2/−5,4	+3,6/−2,9	+2,6/−4,6
	tropfenbezogen								
Alarmgeber		●	●	●	●	●	●	●	●
Druckbegrenzung			●	●	●	●	●	●	●
Schwesternruf			●	●	●	●	●	●	○
Lufterkennung									
Anzeige der infundierten Menge				●					●
Einstellung Gesamtfördermenge				●					
Fehlererkennungssystem				●	●		●	●	●
Bedienungsführung				●					●
Gerätebeschreibung				Seite:	55	54	52	58	56
Meßergebnisse/Gerätedaten				Seite:	74f.	74f.	74f.	74f.	74f.

Angaben ohne Gewähr Preise excl. MwSt. Stand Jan. 1984

16 Netzunabhängiger Betrieb ist mit Zusatzgerät Akkuport möglich; Preis DM 495,–, Ersatzakku hierzu DM 226,80

19 Mit/ohne Kanüle

2 Testergebnisse

2.1 Gerätebeschreibungen

In den folgenden Abschnitten werden die geprüften Geräte beschrieben und die erzielten Meßergebnisse sowie die zugehörigen Gerätedaten dargestellt. Insgesamt wurden 24 Infusionsapparate untersucht:

7 Einer der Regler ist volumenerrechnend.
8 Zwei der tropfengeregelten Pumpen sind volumenerrechnend.

Gerätebeschreibung

Infusionsregler

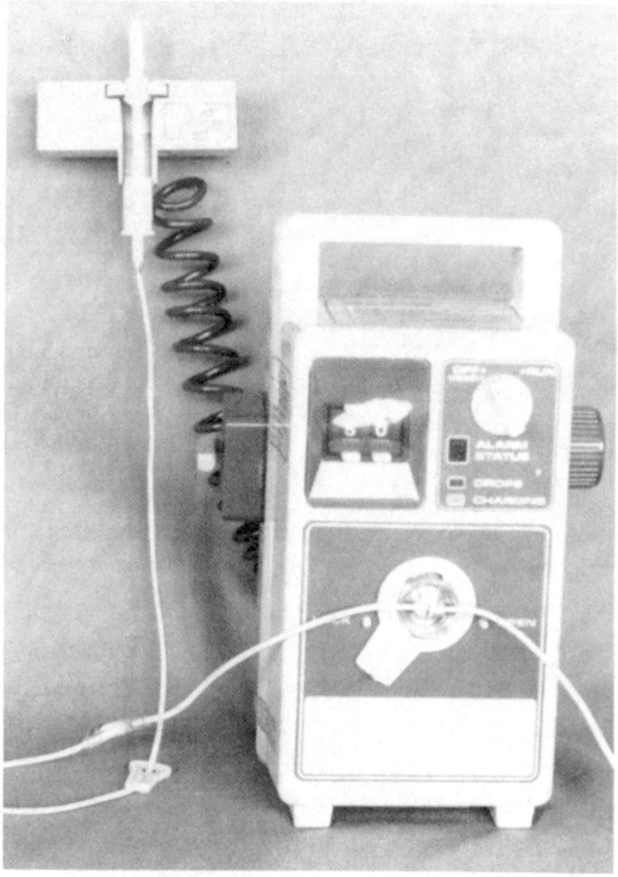

Fabrikat: **IMED**
Typ: **350 Controller**
Abmessungen (BxHxT cm): **20x26x18**
Gewicht (kg): **3,0**

Förderprinzip und Aufbau

Der Infusionsregler arbeitet nach dem Schwerkraftprinzip. Das Gehäuse des Infusionsapparates besteht aus Kunststoff. Ein Haltegriff ist an der Oberseite in die Kunststoffummantelung integriert. Die Bedienungselemente und Anzeigen sind an der Frontseite des Gerätes angeordnet.

Der Tropfensensor ist auf die Tropfenkammer aufzustecken und über ein Spiralkabel an den Infusionsregler angeschlossen.

An der rechten Geräteseite des Infusionsreglers ist eine Halterung vorgesehen, um den Tropfensensor aufzubewahren, wenn der Infusionsregler nicht in Betrieb ist.

Befestigungsmöglichkeit

Der Infusionsregler kann als Tischgerät eingesetzt oder an einem Infusionsständer befestigt werden. Hierbei ist eine Mindesthöhe von 90 cm zwischen Tropfenkammer und Infusionsregler einzuhalten.

Infusionsbesteck

Ein Spezialbesteck, das eine Kassette mit Membran enthält, ist in den Infusionsregler einzusetzen. Der Regler steuert den Druckfluß, indem er die Membran über einen Drehknopf öffnet und schließt. Vor dem Einlegen muß das Besteck manuell entlüftet werden. Erhältlich sind Bestecke mit 20 und 60 Tropfen pro Milliliter (vgl. Anhang I Abb. 1).

Förderbereich

In Stufen von einem Tropfen pro Minute kann mit einem mechanischen Kodierschalter eine Tropfenrate von 1 bis 99 Tropfen pro Minute vorgewählt werden. Während der Infusion kann die Eingabe geändert werden.

Stromversorgung

Der Infusionsregler ist an das Stromnetz anzuschließen, jedoch besteht über einen eingebauten Akku die Möglichkeit, ihn 10 Stunden netzunabhängig zu betreiben. Die Ladezeit des Akkus beträgt 14 Stunden. Während der Aufladung kann der Infusionsregler genutzt werden.

Selbsttestprogramm

Ist der Infusionsregler eingeschaltet, führt er automatisch ein Selbsttestprogramm zur Überprüfung seiner Funktionen durch. Nach ungefähr 16 Sekunden nimmt das Gerät selbständig den Betrieb auf. Während der Infusion wird automatisch eine zyklische Selbstkontrolle der Gerätefunktionen durchgeführt.

Gerätebeschreibung

Kontrolleuchten und Anzeigen
Netzanschluß, Betrieb (Tropfenfall) und Alarm werden durch Kontrolleuchten angezeigt. Die Infusionsrate ist am zweistelligen Kodierschalter und die Alarmursache von der einstelligen LED-Anzeige abzulesen.

Alarm und Betriebsunterbrechung
In folgenden Fällen wird Alarm ausgelöst und der Betrieb unterbrochen (S = Stop):

- Förderratenabweichung (S)
- Luft im System
- Verschluß (S)
- Akkuspannungsabfall (S)
- Infusionsrate Null (S)
- falsch eingelegtes Besteck (S)
- nicht aufgesetzter Tropfensensor (S)
- nicht verriegelte Pumpentür (S)
- Gerätedefekt (S)
- leerer Flüssigkeitsbehälter (S)

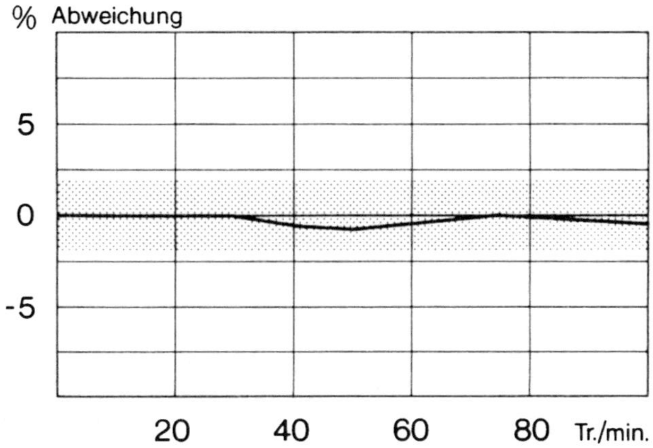

Meßergebnis: Genauigkeit des Tropfenreglers

Besonderheiten
Es besteht die Möglichkeit, zwei Apparate miteinander zu koppeln. Damit kann eine zweite Infusion nach Beendigung der ersten automatisch erfolgen.

tkb Gerätebeschreibung

Infusionsregler

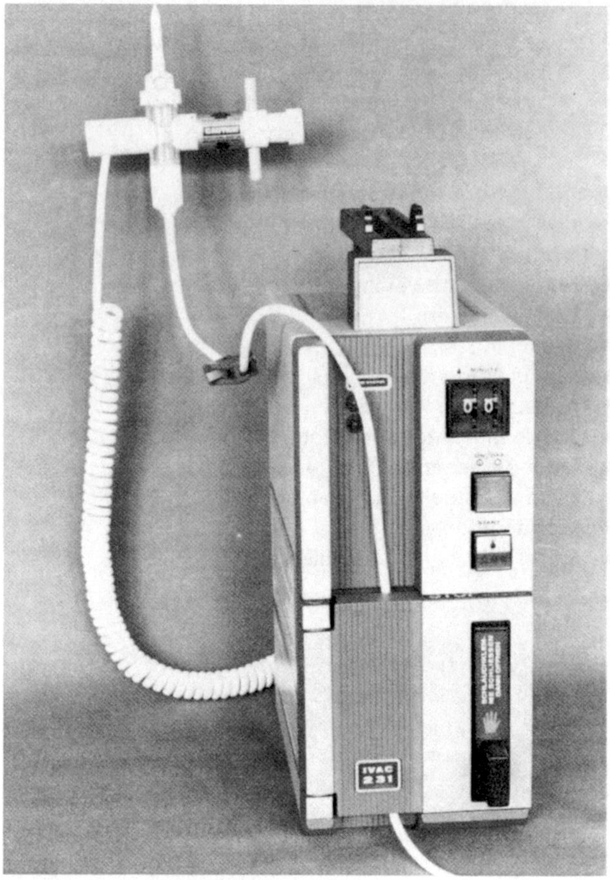

Fabrikat: **IVAC**
Typ: **231-1**
Abmessungen (BxHxT cm): **11x28x28**
Gewicht (kg): **4,8**

Förderprinzip und Aufbau

Der Infusionsregler arbeitet nach dem Schwerkraftprinzip. Sein Gehäuse besteht aus Metall. Auf der Geräteoberseite ist vorn in der Mitte ein winkelförmiger Traggriff befestigt.

Bedienungselemente und Anzeigen sind an der Frontseite des Gerätes angeordnet. Der Tropfensensor, der über ein Spiralkabel an den Infusionsregler angeschlossen ist, wird an die Tropfenkammer geklammert. Ist der Infusionsregler außer Betrieb, kann der Tropfensensor im Traggriff aufbewahrt werden.

Befestigungsmöglichkeit

Der Infusionsregler kann als Tischgerät eingesetzt oder mit einer an der Geräteunterseite angeordneten Schraubverbindung an den IVAC-Geräteständer angeschraubt werden. Darüber hinaus besteht die Möglichkeit, den Infusionsregler mit einem mitgelieferten Adapter an handelsüblichen Infusionsständern zu befestigen.

Infusionsbesteck

Es können DIN-Infusionsbestecke verwendet werden. Vor dem Einlegen muß das Besteck manuell entlüftet werden (vgl. Anhang I Abb. 2).

Förderbereich

In Stufen von einem Tropfen pro Minute kann mit einem mechanischen Kodierschalter eine Tropfenrate von 1 bis 69 Tropfen pro Minute (5 ml/h bis 200 ml/h) eingestellt werden. Während der Infusion kann die Eingabe geändert werden.

Stromversorgung

Der Infusionsregler ist an das Stromnetz anzuschließen. Mit dem eingebauten Akku kann das Gerät 1 bis 4 Stunden netzunabhängig betrieben werden. Die Aufladezeit des Akkus beträgt maximal 14 Stunden; währenddessen kann der Infusionsregler genutzt werden.

Selbsttestprogramm

Das Gerät verfügt über ein Selbsttestprogramm und kann sofort in Betrieb genommen werden.

Kontrolleuchten und Anzeigen

Die Signallampe "Ein" weist darauf hin, daß das Gerät eingeschaltet ist. Über Kontrolleuchten werden Akkubetrieb, Betriebsbereitschaft, Betrieb (Tropfenfall) und Alarm angezeigt. Die Infusionsrate ist am zweistelligen Kodierschalter abzulesen.

Gerätebeschreibung

Alarm und Betriebsunterbrechung
In folgenden Fällen wird Alarm ausgelöst und der Betrieb unterbrochen (S):

- Förderratenabweichung (S)
- Verschluß (S)
- Akkuspannungsabfall (S)
- Infusion beendet (S)
- nicht gestartete Infusion
- falsch eingelegtes Besteck (S)
- nicht aufgesetzter Tropfensensor (S)
- leerer Flüssigkeitsbehälter (S)

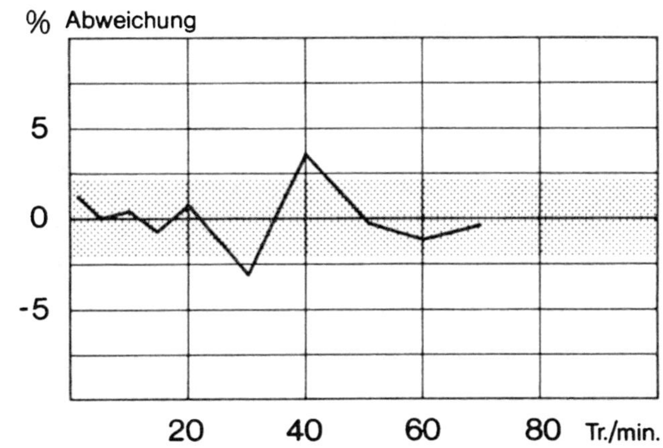

Meßergebnis: Genauigkeit des Tropfenreglers

Gerätebeschreibung

Infusionsregler

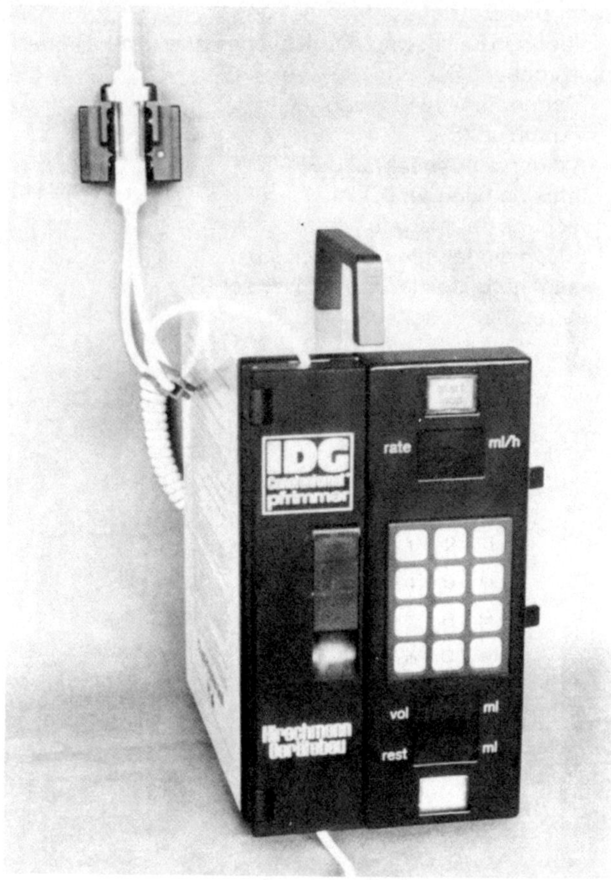

Fabrikat: Pfrimmer
Typ: IDG-Constantomat
Abmessungen (BxHxT cm): 16x27x25
Gewicht (kg): 6,4

Förderprinzip und Aufbau

Der Infusionsregler arbeitet nach dem Schwerkraftprinzip. Sein Gehäuse besteht aus Metall. Auf der Geräteoberseite ist in der Mitte ein bügelförmiger Traggriff befestigt. Mit Ausnahme des Lautstärkereglers für den akustischen Alarm sind alle Bedienungselemente und Anzeigen an der Frontseite des Gerätes angeordnet.

Der Tropfensensor ist auf die Tropfenkammer aufzustecken. Wird der Infusionsregler nicht betrieben, kann der Tropfensensor über eine Magnetverbindung seitlich an das Gehäuse geheftet werden.

Befestigungsmöglichkeit

Der Infusionsregler kann als Tischgerät eingesetzt oder an handelsüblichen Infusionsständern befestigt werden.

Infusionsbesteck

Es können DIN-Infusionsbestecke verwendet werden. Vor dem Einlegen ist das Besteck manuell zu entlüften (vgl. Anhang I Abb. 2).

Förderbereich

Der Infusionsregler rechnet die Tropfenrate in Milliliter pro Stunde um. In Stufen von einem Milliliter pro Stunde kann die Infusionsrate über eine Tastatur (0-9) von 1 bis 299 Milliliter pro Stunde eingegeben werden. Auf Wunsch wird das Gerät mit einer Vorwahl der Rest- und Gesamtmenge (999 ml) ausgestattet. Um die Eingaben zu ändern, muß die Infusion unterbrochen werden.

Stromversorgung

Der Infusionsregler ist an das Stromnetz anzuschließen. Der eingebaute Akku dient nur der netzunabhängigen Datenspeicherung (15 Minuten). Die Aufladezeit des Akkus beträgt 8 Stunden. Während der Aufladezeit kann der Infusionsregler betrieben werden.

Selbsttestprogramm

Ist der Infusionsregler eingeschaltet, führt er automatisch ein Selbsttestprogramm zur Überprüfung der Gerätefunktionen durch. Nach ungefähr 3 Sekunden nimmt das Gerät selbständig den Betrieb auf. Während der Infusion kontrolliert es zyklisch die Gerätefunktionen.

Kontrolleuchten und Anzeigen

Netzanschluß, Betriebsbereitschaft, Betrieb und Alarm werden über Kontrolleuchten angezeigt. Die Signallampe "Ein" weist darauf hin, daß das Gerät eingeschaltet ist. Infusionsrate, Gesamtmenge und Restmenge können jeweils über eine dreistellige LED-Anzeige abgelesen

Gerätebeschreibung

und überwacht werden.

Alarm und Betriebsunterbrechung
In folgenden Fällen wird Alarm ausgelöst und der Betrieb unterbrochen (S):

- Förderratenabweichung (S)
- Verschluß (S)
- zu hoher Druck (S)
- Akkuspannungsabfall (S)
- Infusion beendet (S)
- falsch eingelegtes Besteck (S)
- nicht aufgesteckter Tropfensensor (S)
- Pumpentür nicht verriegelt (S)
- leerer Flüssigkeitsbehälter (S)

Der Flüssigkeitsspiegel wird überwacht. Der akustische Alarm läßt sich ganz oder vorübergehend ausschalten (Alarmquittierung).

Besonderheiten
Die Tastatur wird elektronisch verriegelt.

Reicht die Schwerkraft zur Überwindung patientenseitig auftretender venöser Gegendrücke nicht aus, schaltet sich ein Druckerhöhungssystem (bis max. 3 m H_2O) ein.

Eine Vorrichtung verhindert einen unerwünschten Durchfluß beim Öffnen der Pumpentür.

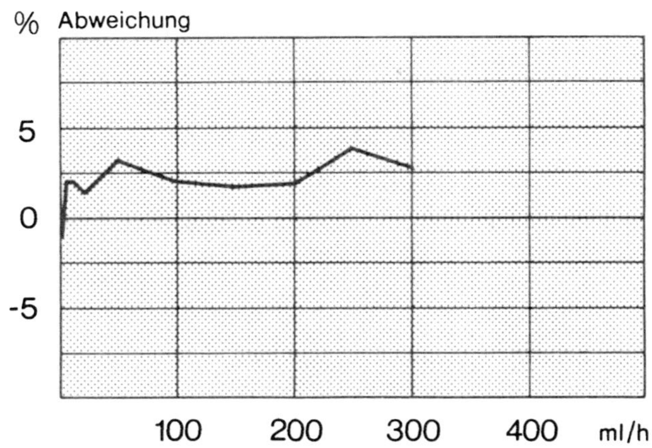

Meßergebnis: Genauigkeit des Tropfenreglers

Gerätebeschreibung

Infusionspumpe, tropfengeregelt

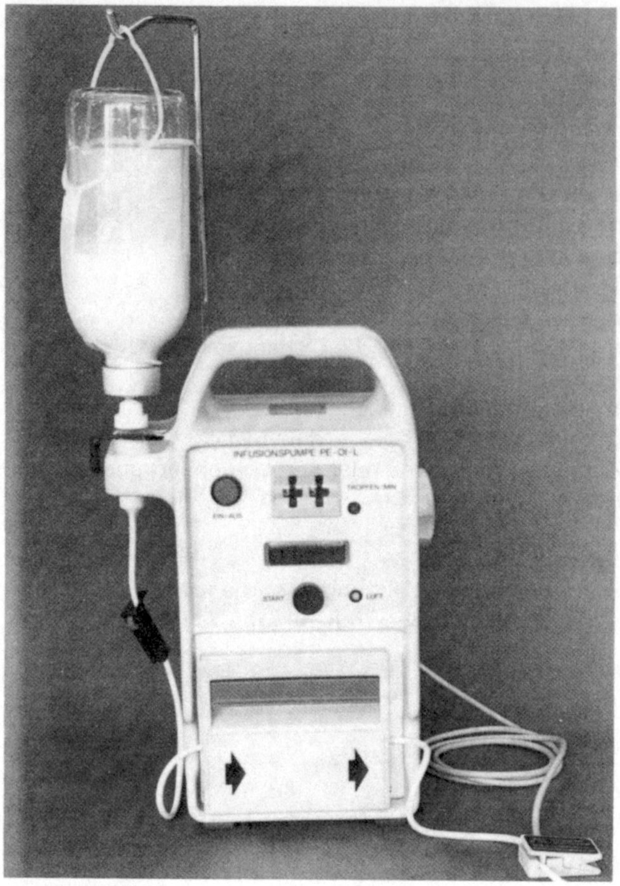

Fabrikat:	**Amefa**
Typ:	**PE-01/PE-01L**
Abmessungen (BxHxT cm):	**17x31x22**
Gewicht (kg):	**5,5**

Förderprinzip und Aufbau

Die tropfengeregelte Infusionspumpe arbeitet mit einem peristaltischen Antrieb. Ihr Gehäuse besteht aus Kunststoff. Ein in die Kunststoffummantelung integrierter, bügelförmiger Traggriff sitzt in der Mitte der Geräteoberseite. Alle Bedienungselemente und Anzeigen sind an der Frontseite des Gerätes angeordnet. Der Tropfensensor ist an der linken Geräteseite fest eingebaut. An derselben Seite kann ein zum Gerät gehörendes Kurzstativ eingesteckt werden, an das die Infusionsflasche gehängt wird.

Befestigungsmöglichkeit

Die Infusionspumpe kann als Tischgerät eingesetzt oder mit einer speziellen Spannvorrichtung an handelsüblichen Infusionsständern befestigt werden.

Infusionsbesteck

Es können druckbeständige DIN-Infusionsbestecke verwendet werden. Vor dem Einlegen ist das Besteck manuell zu entlüften (vgl. Anhang I Abb. 3).

Förderbereich

In Stufen von einem Tropfen pro Minute kann mit einem mechanischen Kodierschalter eine Infusionsrate von 1 bis 99 Tropfen pro Minute eingestellt werden. Für verschiedene Infusionsbestecke ergeben sich unterschiedliche maximale Fördermengen:
500 ml/h bei Besteckgröße 12 Tr/ml,
300 ml/h bei Besteckgröße 20 Tr/ml,
100 ml/h bei Besteckgröße 60 Tr/ml.
Während der Infusion kann die Eingabe geändert werden.

Stromversorgung

Die Infusionspumpe ist an das Stromnetz anzuschließen. Akkubetrieb ist nicht vorgesehen.

Selbsttestprogramm

Das Gerät ist sofort betriebsbereit. Ist die Infusionspumpe eingeschaltet, führt sie automatisch ein Selbsttestprogramm zur Überprüfung der Gerätefunktionen durch, das sich zyklisch während der Infusion wiederholt.

Kontrolleuchten und Anzeigen

Betriebsbereitschaft, Betrieb (Tropfenfall) und Alarm werden über Kontrolleuchten angezeigt. Die Signallampe "Ein" weist darauf hin, daß das Gerät eingeschaltet ist. Die Infusionsrate kann am zweistelligen Kodierschalter und die infundierte Menge von einer 6stelligen LED-Anzeige

Gerätebeschreibung

abgelesen werden.

Alarm- und Betriebsunterbrechung
In folgenden Fällen wird Alarm ausgelöst und der Betrieb unterbrochen (S):

- Förderratenabweichung (S)
- Luft im System (auf Wunsch lieferbar) (S)
- Verschluß (S)
- zu hoher Druck (S)
- Infusionsrate Null
- nicht gestartete Infusion
- falsch eingelegtes Besteck (S)
- Pumpentür nicht verriegelt (S)
- Gerätedefekt (S)
- leerer Flüssigkeitsbehälter (S)

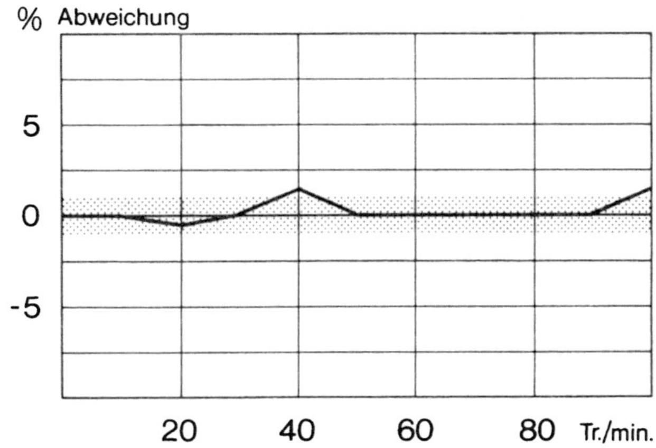

Meßergebnis: Genauigkeit des Tropfenreglers

Gerätebeschreibung

Infusionspumpe, tropfengeregelt

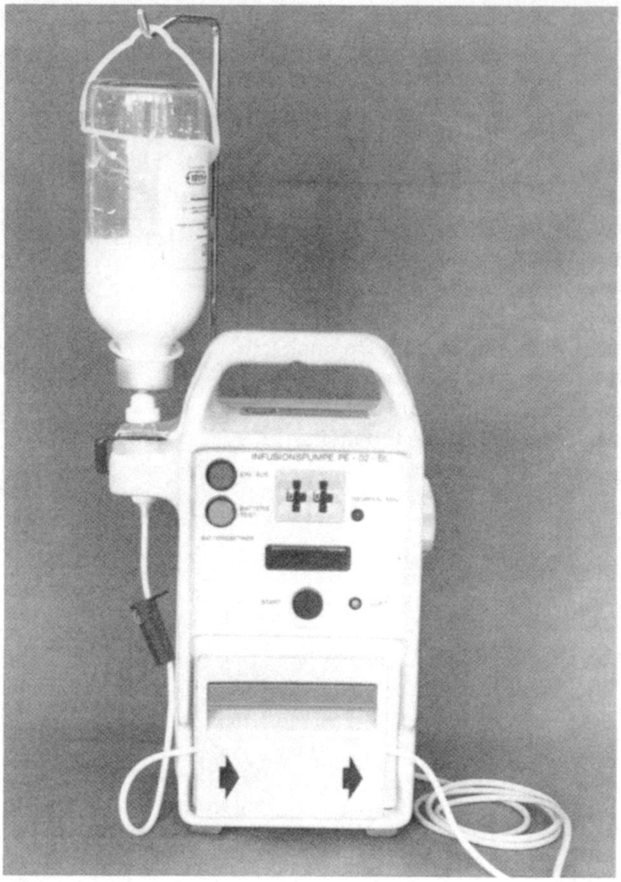

Fabrikat:	**Amefa**
Typ:	**PE-02/PE-02BL**
Abmessungen (BxHxT cm):	**17x31x22**
Gewicht (kg):	**6,6**

Förderprinzip und Aufbau

Die tropfengeregelte Infusionspumpe arbeitet mit einem peristaltischen Antrieb. Ihr Gehäuse besteht aus Kunststoff. Ein in die Kunststoffummantelung integrierter, bügelförmiger Traggriff sitzt in der Mitte der Geräteoberseite. Alle Bedienungselemente und Anzeigen sind an der Frontseite des Gerätes angeordnet. Der Tropfensensor ist an der linken Geräteseite fest eingebaut. An der gleichen Seite kann ein zum Gerät gehörendes Kurzstativ eingesteckt werden, an das die Infusionsflasche gehängt wird.

Befestigungsmöglichkeit

Die Infusionspumpe kann als Tischgerät eingesetzt oder mit einer speziellen Spannvorrichtung an handelsüblichen Infusionsständern befestigt werden.

Infusionsbesteck

Es können druckbeständige DIN-Infusionsbestecke verwendet werden. Vor dem Einlegen ist das Besteck manuell zu entlüften (vgl. Anhang I Abb. 3).

Förderbereich

In Stufen von einem Tropfen pro Minute kann mit einem mechanischen Kodierschalter eine Infusionsrate von 1 bis 99 Tropfen pro Minute eingestellt werden. Für verschiedene Infusionsbestecke ergeben sich unterschiedliche maximale Fördermengen:
500 ml/h bei Besteckgröße 12 Tr/ml,
300 ml/h bei Besteckgröße 20 Tr/ml,
100 ml/h bei Besteckgröße 60 Tr/ml.
Während der Infusion kann die Eingabe geändert werden.

Stromversorgung

Die Infusionspumpe ist an das Stromnetz anzuschließen. Mit einem auswechselbaren Akku kann das Gerät ca. 2 Stunden netzunabhängig betrieben werden.

Selbsttestprogramm

Das Gerät ist sofort betriebsbereit. Ist die Infusionspumpe eingeschaltet, führt sie automatisch ein Selbsttestprogramm zur Überprüfung der Gerätefunktionen durch, das sich während der Infusion zyklisch wiederholt.

Kontrolleuchten und Anzeigen

Betriebsbereitschaft, Betrieb (Tropfenfall) und Alarm werden über Kontrolleuchten angezeigt. Die Signallampe "Ein" weist darauf hin, daß das Gerät eingeschaltet ist. Die Infusionsrate kann am zweistelligen Kodierschalter und

Gerätebeschreibung

die infundierte Menge von einer sechsstelligen LED-Anzeige abgelesen werden.

Alarm und Betriebsunterbrechung
In folgenden Fällen wird Alarm ausgelöst und der Betrieb unterbrochen (S):

- Förderratenabweichung (S)
- Luft im System (auf Wunsch lieferbar) (S)
- Verschluß (S)
- zu hoher Druck (S)
- Akkuspannungsabfall (S)
- Infusionsrate Null
- nicht gestartete Infusion
- falsch eingelegtes Besteck (S)
- Pumpentür nicht verriegelt (S)
- Gerätedefekt (S)
- leerer Flüssigkeitsbehälter (S)

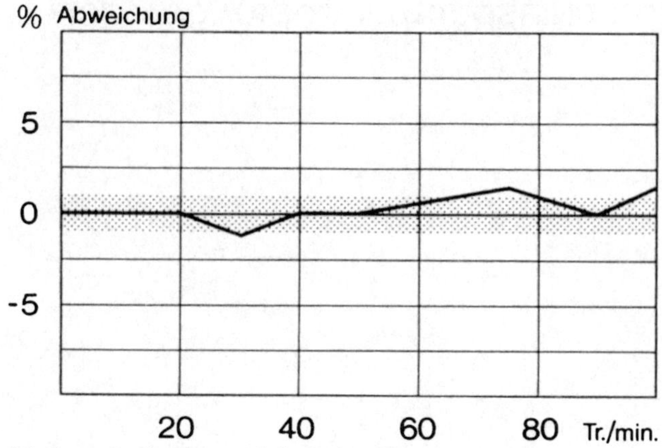

Meßergebnis: Genauigkeit des Tropfenreglers

tkb Gerätebeschreibung

Infusionspumpe, tropfengeregelt

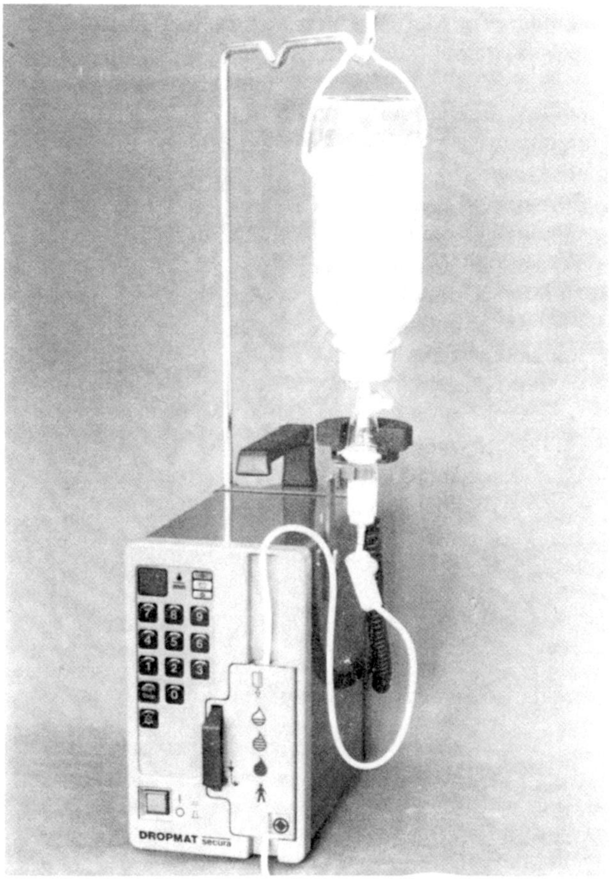

Fabrikat:	**Braun**
Typ:	**Dropmat secura**
Abmessungen (BxHxT cm):	**13x28x26**
Gewicht (kg):	**6,8**

Förderprinzip und Aufbau

Die tropfengeregelte Infusionspumpe arbeitet mit einem peristaltischen Antrieb. Ihr Gehäuse besteht aus Metall. Auf der Geräteoberseite ist in der Mitte ein winkelförmiger Traggriff befestigt. Mit Ausnahme einer Akkuprüftaste sind alle Bedienungselemente und Anzeigen an der Gerätefrontseite angeordnet. Der Tropfensensor ist auf die Tropfenkammer aufzustecken und über ein Spiralkabel an den Infusionsregler angeschlossen. Ist das Gerät nicht in Betrieb, kann der Tropfensensor auf den Handgriff aufgesteckt werden. An der rechten Geräteseite ist ein Tropfenkammerhalter angeordnet, der eine Schräglage der Tropfenkammer verhindert. An der linken Geräteseite kann ein mitgeliefertes Kurzstativ eingesteckt werden, an das die Infusionsflasche gehängt wird.

Befestigungsmöglichkeit

Die Infusionspumpe kann als Tischgerät eingesetzt oder mit einem mitgelieferten Adapter an handelsübliche Infusionsständer geschraubt werden.

Infusionsbesteck

Es können Dropmat-Infusionsbestecke und andere druckbeständige DIN-Bestecke verwendet werden. Vor dem Einlegen ist das Besteck manuell zu entlüften (vgl. Anhang I Abb. 4).

Förderbereich

In Stufen von einem Tropfen pro Minute kann eine Infusionsrate von 1 bis 99 Tropfen pro Minute über eine Tastatur (0-9) eingegeben werden. Soll diese Eingabe geändert werden, ist die Infusion zu unterbrechen.

Stromversorgung

Die Infusionspumpe ist an das Stromnetz anzuschließen. Der eingebaute Akku kann das Gerät ungefähr 3 Stunden netzunabhängig betreiben. Die Aufladezeit des Akkus beträgt mehr als 20 Stunden; währenddessen kann infundiert werden.

Selbsttestprogramm

Ist die Infusionspumpe eingeschaltet, führt sie automatisch ein Selbsttestprogramm zur Überprüfung der Gerätefunktionen durch. Nach 7 Sekunden ist das Gerät betriebsbereit. Während der Infusion werden die Gerätefunktionen automatisch zyklisch kontrolliert.

Kontrolleuchten und Anzeigen

Netzanschluß, Akkubetrieb, Betriebsbereitschaft, Betrieb und Alarm werden über Kontrolleuchten angezeigt. Eine

Gerätebeschreibung

LED-Anzeige weist darauf hin, daß das Gerät eingeschaltet ist.
Über eine 2stellige LED-Anzeige kann die Infusionsrate oder die Alarmursache abgelesen werden.

Alarm und Betriebsunterbrechung

In folgenden Fällen wird Alarm ausgelöst und der Betrieb unterbrochen (S):

- Förderratenabweichung (S)
- Luft im System (S)
- Verschluß (S)
- Akkuspannungsabfall
- Infusionsrate Null
- nicht gestartete Infusion (nach 2 min)
- falsch eingelegtes Besteck (S)
- nicht aufgesetzter Tropfensensor (S)
- Gerätedefekt (S)
- leerer Flüssigkeitsbehälter (S)

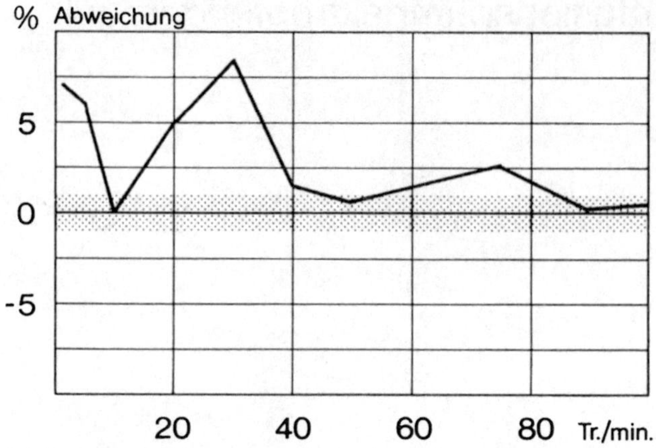

Meßergebnis: Genauigkeit des Tropfenreglers

Besonderheiten

Zur Sicherheit ist der Apparat mit einem Luftdetektor, einer mechanischen Druckbegrenzung und einer elektronisch verriegelten Tastatur ausgerüstet.

Das akustische Alarmsignal wird bei Drücken der Stop-Taste (Flaschenwechsel oder Änderung der Infusionsrate) automatisch 2 Minuten unterdrückt. Auch der Schwesternruf wird durch die Stop-Taste erst nach 2 Minuten aktiviert.

Gerätebeschreibung

Infusionspumpe, tropfengeregelt

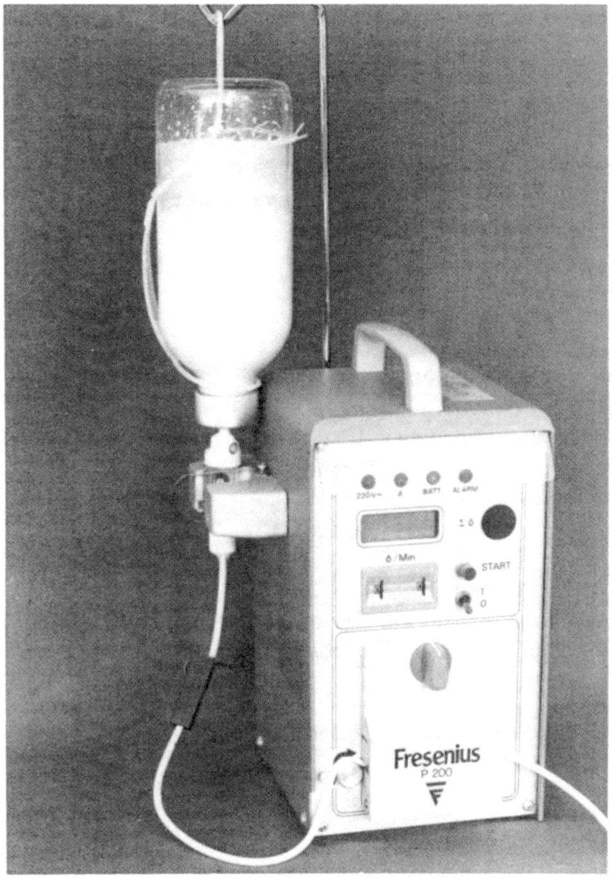

Fabrikat:	**Fresenius**
Typ:	**P 200**
Abmessungen (BxHxT cm):	**19x27x22**
Gewicht (kg):	**5,3**

Förderprinzip und Aufbau

Die tropfengeregelte Infusionspumpe arbeitet mit einem peristaltischen Antrieb. Ihr Gehäuse besteht aus Metall. Auf der Geräteoberseite ist in der Mitte ein bügelförmiger Traggriff befestigt. Die Bedienungselemente und Anzeigen sind an der Gerätefrontseite angeordnet. Der Tropfensensor ist fest auf der linken Geräteseite angebracht. An der Geräterückseite kann ein zum Gerät gehörendes Kurzstativ eingesteckt werden, an das die Infusionsflasche gehängt wird.

Befestigungsmöglichkeit

Die Infusionspumpe kann als Tischgerät eingesetzt oder mit zwei Klemmen an einem handelsüblichen Infusionsständer befestigt werden. Mit einer speziellen Halterung, die auf Wunsch geliefert wird, kann das Gerät an eine Wandschiene geschraubt werden.

Infusionsbesteck

Es können druckbeständige DIN-Infusionsbestecke verwendet werden. Vor dem Einlegen ist das Besteck manuell zu entlüften (vgl. Anhang I Abb. 2).

Förderbereich

In Stufen von einem Tropfen pro Minute können mit einem mechanischen Kodierschalter Infusionsraten von 1 bis 99 Tropfen pro Minute eingestellt werden. Während der Infusion ist eine Änderung der Eingabe möglich.

Stromversorgung

Die Infusionspumpe ist an das Stromnetz anzuschließen. Mit dem eingebauten Akku kann das Gerät ungefähr 3 Stunden netzunabhängig betrieben werden. Die Aufladezeit des Akkus beträgt bei ausgeschaltetem Gerät ca. 20 Stunden. Der Akku kann während der Infusion aufgeladen werden, jedoch verlängert sich die Aufladezeit um ca. 20 auf insgesamt 40 Stunden.

Selbsttestprogramm

Ist die Infusionspumpe eingeschaltet, führt sie automatisch ein Selbsttestprogramm zur Überprüfung der Gerätefunktionen durch. Das Gerät ist sofort betriebsbereit. Während der Infusion findet eine zyklische Selbstkontrolle der Gerätefunktionen statt.

Kontrolleuchten und Anzeigen

Netzanschluß, Akkubetrieb, Betriebsbereitschaft, Betrieb (Tropfenfall) und Alarm werden über Kontrolleuchten angezeigt. Eine LED-Anzeige weist darauf hin, daß das Gerät eingeschaltet ist.

Gerätebeschreibung

Am zweistelligen Kodierschalter kann die Infusionsrate und von einer fünfstelligen LED-Anzeige die infundierte Menge abgelesen werden.

Alarm und Betriebsunterbrechung
In folgenden Fällen wird Alarm ausgelöst und der Betrieb unterbrochen (S):

- Förderratenabweichung (S)
- Verschluß (S)
- zu hoher Druck (S)
- Akkuspannungsabfall
- Infusionsrate Null
- nicht gestartete Infusion
- falsch eingelegtes Besteck
- Gerätedefekt (S)
- leerer Flüssigkeitsbehälter (S)

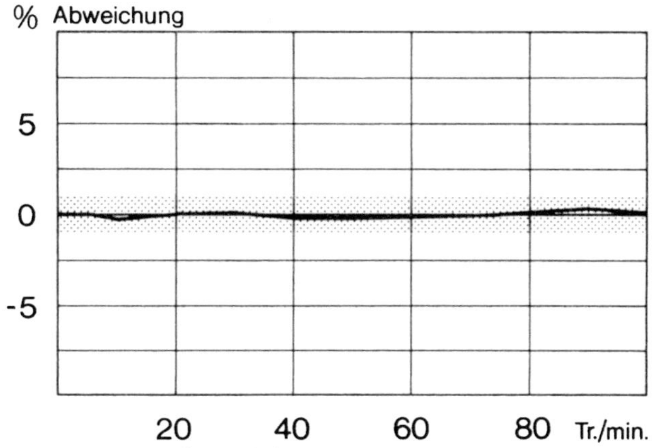

Meßergebnis: Genauigkeit des Tropfenreglers

tkb Gerätebeschreibung

Infusionspumpe, tropfengeregelt

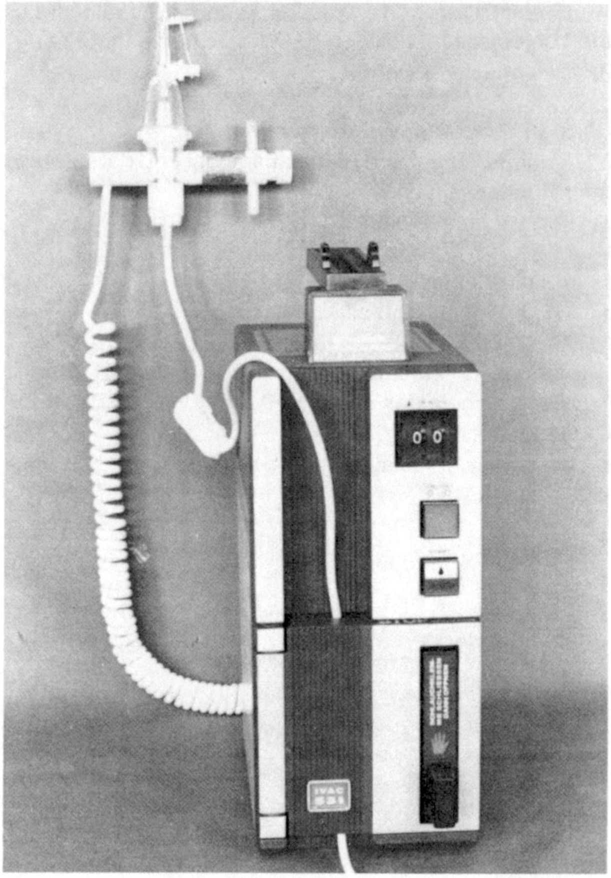

Fabrikat:	**IVAC**
Typ:	**531-1**
Abmessungen (BxHxT cm):	**11x28x18**
Gewicht (kg):	**4,6**

Förderprinzip und Aufbau

Die tropfengeregelte Infusionspumpe arbeitet mit einem peristaltischen Antrieb. Ihr Gehäuse besteht aus Metall. Auf der Geräteoberseite ist vorn in der Mitte ein winkelförmiger Traggriff befestigt. Der Tropfensensor ist an die Tropfenkammer zu klemmen. Über ein Spiralkabel ist er an die Infusionspumpe angeschlossen. Ist das Gerät nicht in Betrieb, kann der Tropfensensor im Handgriff aufbewahrt werden.

Befestigungsmöglichkeit

Die Infusionspumpe kann als Tischgerät eingesetzt oder mit der Geräteunterseite über eine zentrale Schraubverbindung an die IVAC-Geräteständer geschraubt werden. Mit einem mitgelieferten Adapter kann das Gerät außerdem an handelsüblichen Infusionsständern befestigt werden.

Infusionsbesteck

Es können druckbeständige DIN-Infusionsbestecke verwendet werden, die vor dem Einlegen manuell zu entlüften sind (vgl. Anhang I Abb. 2).

Förderbereich

In Stufen von einem Tropfen pro Minute kann mit einem mechanischen Kodierschalter eine Infusionsrate von 1 bis 99 Tropfen pro Minute eingestellt. Während der Infusion ist eine Änderung der Eingabe möglich.

Stromversorgung

Die Infusionspumpe ist an das Stromnetz anzuschließen. Außerdem ist ein Akku in das Gerät eingebaut, mit dem die Infusionspumpe 1 bis 4 Stunden netzunabhängig betrieben werden kann. Die Aufladezeit des Akkus beträgt ca. 14 Stunden. Während der Aufladezeit kann die Infusionspumpe eingesetzt werden.

Selbsttestprogramm

Das Gerät verfügt über ein Selbsttestprogramm. Es ist sofort betriebsbereit.

Kontrolleuchten und Anzeigen

Die Signallampe "Ein" weist darauf hin, daß das Gerät eingeschaltet ist. Netzanschluß, Akkubetrieb, Betrieb (Tropfenfall) und Alarm werden über Kontrolleuchten angezeigt. Die Infusionsrate kann am 2stelligen Kodierschalter abgelesen werden.

Alarm und Betriebsunterbrechung

In folgenden Fällen wird Alarm ausgelöst und der Betrieb

Gerätebeschreibung

unterbrochen (S):

- Förderratenabweichung (S)
- Verschluß (S)
- Akkuspannungsabfall (S)
- Infusion beendet (S)
- Infusionsrate Null
- nicht gestartete Infusion
- falsch eingelegtes Besteck
- nicht aufgesetzter Tropfensensor (S)
- leerer Flüssigkeitsbehälter (S)

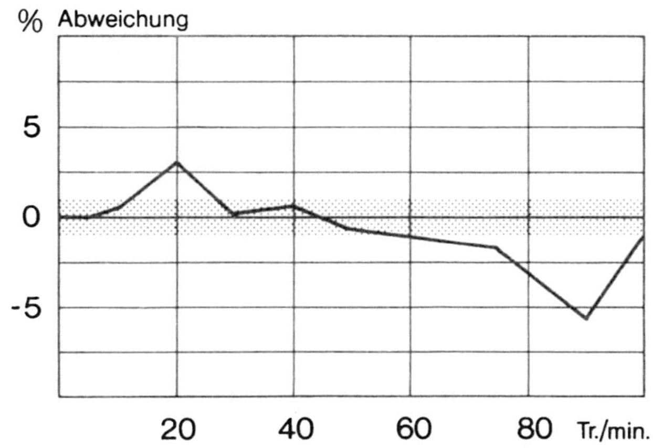

Meßergebnis: Genauigkeit des Tropfenreglers

Gerätebeschreibung

Infusionspumpe, tropfengeregelt

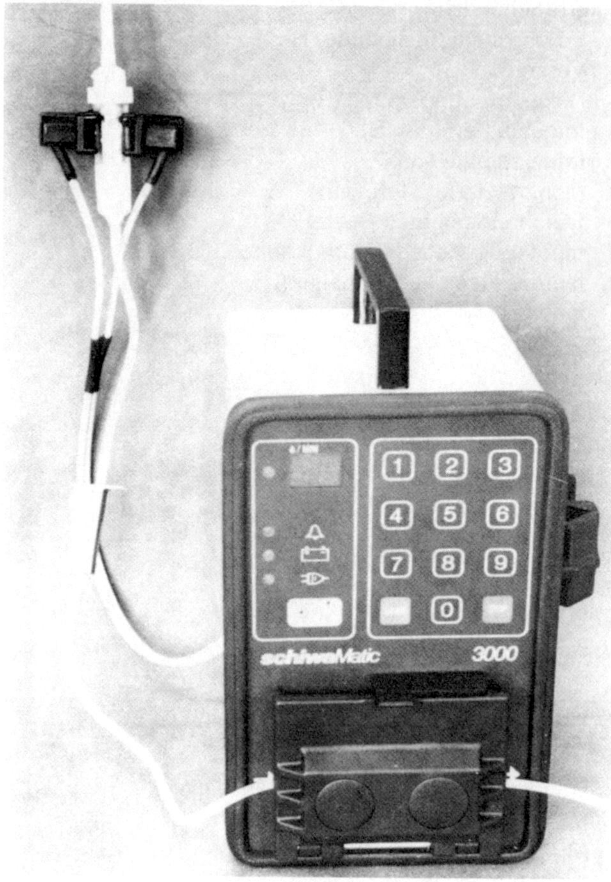

Fabrikat:	**Schiwa**
Typ:	**Schiwamatic 3000**[9]
Abmessungen (BxHxT cm):	**17x25x18**
Gewicht (kg):	**4,5**

Förderprinzip und Aufbau

Die tropfengeregelte Infusionspumpe arbeitet mit einem peristaltischen Antrieb. Ihr Gehäuse besteht aus Metall. Auf der Geräteoberseite ist in der Mitte ein bügelförmiger Traggriff befestigt. Mit Ausnahme des Alarmschalters sind alle Bedienungselemente und Anzeigen an der Gerätefrontseite angeordnet. Der Tropfensensor ist an die Tropfenkammer zu klemmen. Eine Aufbewahrungsmöglichkeit für den Tropfensensor ist nicht vorhanden.

Befestigungsmöglichkeit

An der rechten Geräteseite ist eine Schraubenklemme fest angebracht, mit der die Infusionspumpe an den Infusionsständer geklemmt werden kann. Ein Kurzstativ wird mitgeliefert, das den Einsatz der Infusionspumpe als Tischgerät zuläßt.

Infusionsbesteck

Es können vom Hersteller zugelassene druckbeständige DIN-Infusionsbestecke verwendet werden. Vor dem Einlegen ist das Besteck manuell zu entlüften (vgl. Anhang I Abb. 2).

Förderbereich

In Stufen von einem Tropfen pro Minute kann über eine Tastatur eine Infusionsrate von 1 bis 99 Tropfen pro Minute eingegeben werden. Soll die Eingabe geändert werden, ist die Infusion zu unterbrechen.

Stromversorgung

Die Infusionspumpe ist an das Stromnetz anzuschließen. In das Gerät ist ein Akku eingebaut, mit dem die Infusionspumpe eine Stunde (auf Wunsch 4 Stunden) netzunabhängig betrieben werden kann. Während der Akku aufgeladen wird, kann das Gerät eingesetzt werden.

Selbsttestprogramm

Ist die Infusionspumpe eingeschaltet, führt sie automatisch ein Selbsttestprogramm zur Überprüfung der Gerätefunktionen durch. Nach 6 Sekunden ist das Gerät betriebsbereit. Während der Infusion findet eine zyklische Selbstkontrolle der Gerätefunktionen statt.

Kontrolleuchten und Anzeigen

Netzanschluß, Akkubetrieb, Betriebsbereitschaft, Betrieb (Tropfenfall), Luft im System und Alarm werden über Kontrolleuchten angezeigt. Eine LED-Anzeige weist darauf hin, daß das Gerät eingeschaltet ist. Von einer 2stelligen LED-Anzeige kann die Infusionsrate abgelesen werden.

9 baugleich mit MGVG IP 82

Gerätebeschreibung

Alarm und Betriebsunterbrechung
In folgenden Fällen wird Alarm ausgelöst und der Betrieb unterbrochen (S):

- Förderratenabweichung (S)
- Luft im System (S)
- Verschluß (S)
- zu hoher Druck (S)
- Akkuspannungsabfall
- nicht gestartete Infusion (nach 20 Sek.)
- nicht aufgesetzter Tropfensensor (S)
- Pumpentür nicht verriegelt (S)
- Gerätedefekt (S)
- leerer Flüssigkeitsbehälter (S)

Der akustische Alarm läßt sich ganz oder vorübergehend ausschalten (Alarmquittierung).

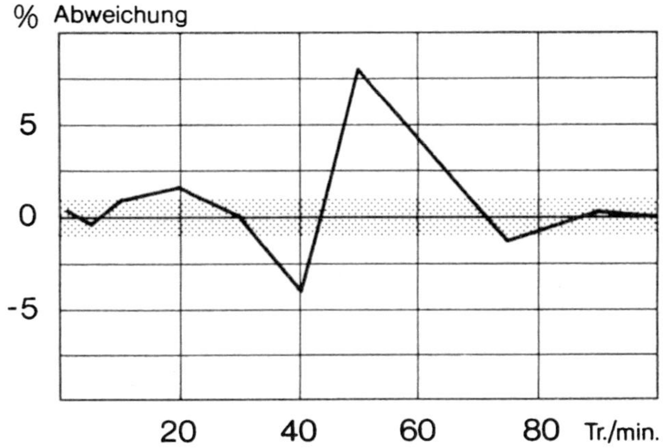

Meßergebnis: Genauigkeit des Tropfenreglers

Besonderheiten
Zur Betriebssicherheit wird die Tastatur elektronisch verriegelt.

tkb Gerätebeschreibung

Infusionspumpe, tropfengeregelt, volumenerrechnend

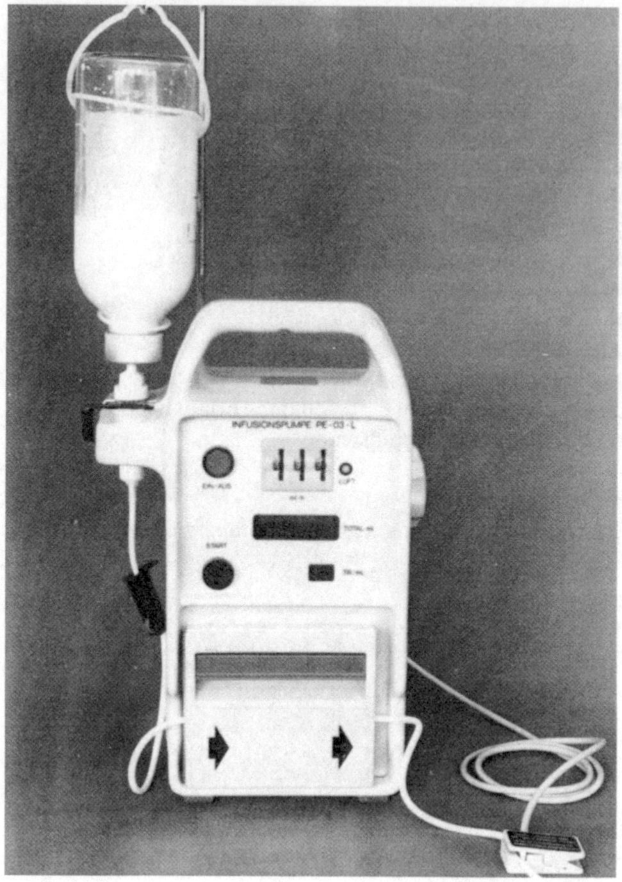

Fabrikat:	**Amefa**
Typ:	**PE-03/PE-03L**
Abmessungen (BxHxT cm):	**17x31x22**
Gewicht (kg):	**6,4**

Förderprinzip und Aufbau
Die Infusionspumpe arbeitet mit einem peristaltischen Antrieb. Ihr Gehäuse besteht aus Kunststoff. Ein in die Kunststoffummantelung integrierter, bügelförmiger Handgriff sitzt in der Mitte der Geräteoberseite. Mit Ausnahme der Besteckgrößeneingabe sind alle Bedienungselemente und Anzeigen an der Frontseite des Gerätes angeordnet. Der Tropfensensor ist an der linken Geräteseite fest eingebaut. An derselben Seite kann ein mitgeliefertes Kurzstativ eingesteckt werden, an das die Infusionsflasche gehängt wird.

Befestigungsmöglichkeit
Die Infusionspumpe kann als Tischgerät eingesetzt oder mit einer speziellen Spannvorrichtung an handelsüblichen Infusionsständern befestigt werden.

Infusionsbesteck
Es können druckbeständige DIN-Bestecke verwendet werden. Vor dem Einlegen ist das Besteck manuell zu entlüften (vgl. Anhang I Abb. 3).

Förderbereich
In Stufen von einem Milliliter pro Stunde können mit einem mechanischen Kodierschalter Förderraten von 1 bis 499 Milliliter pro Stunde eingestellt werden.

Das Gerät ist für DIN-Bestecke mit 16, 18, 20 und 60 Tropfen pro Milliliter programmierbar. Es zählt die Tropfen und rechnet sie in Milliliter um. Während der Infusion kann die Eingabe geändert werden.

Stromversorgung
Die Infusionspumpe ist an das Stromnetz anzuschließen. Ein netzunabhängiger Betrieb ist nicht möglich.

Selbsttestprogramm
Das Gerät ist sofort betriebsbereit. Ist die Infusionspumpe eingeschaltet, führt sie automatisch ein Selbsttestprogramm zur Überprüfung der Gerätefunktionen durch, das sich während der Infusion zyklisch wiederholt.

Kontrolleuchten und Anzeigen
Betriebsbereitschaft, Betrieb und Alarm werden über Kontrolleuchten angezeigt. Die Signallampe "Ein" weist darauf hin, daß das Gerät eingeschaltet ist. Die Infusionsrate kann am 3stelligen Kodierschalter und die infundierte Menge von einer 6stelligen LED-Anzeige abgelesen werden.

Gerätebeschreibung

Alarm und Betriebsunterbrechung
In folgenden Fällen wird Alarm ausgelöst und der Betrieb unterbrochen (S):

- Förderratenabweichung (S)
- Luft im System (auf Wunsch lieferbar) (S)
- Verschluß (S)
- zu hoher Druck (S)
- nicht gestartete Infusion
- falsch eingelegtes Besteck (S)
- Pumpentür nicht verriegelt (S)
- Gerätedefekt (S)
- leerer Flüssigkeitsbehälter (S)

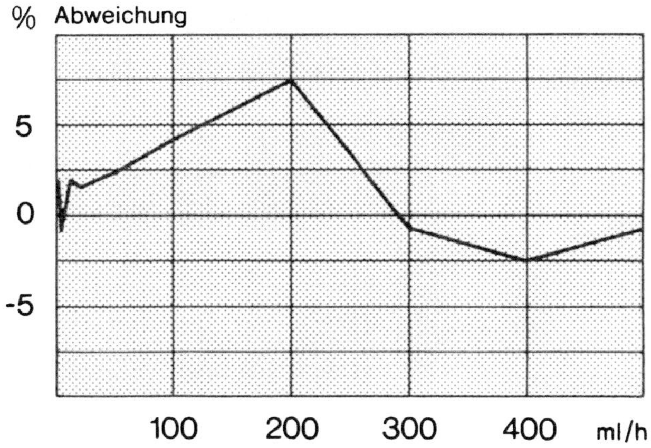

Meßergebnis: Genauigkeit des Fördervolumens

tkb Gerätebeschreibung

Infusionspumpe, tropfengeregelt, volumenerrechnend

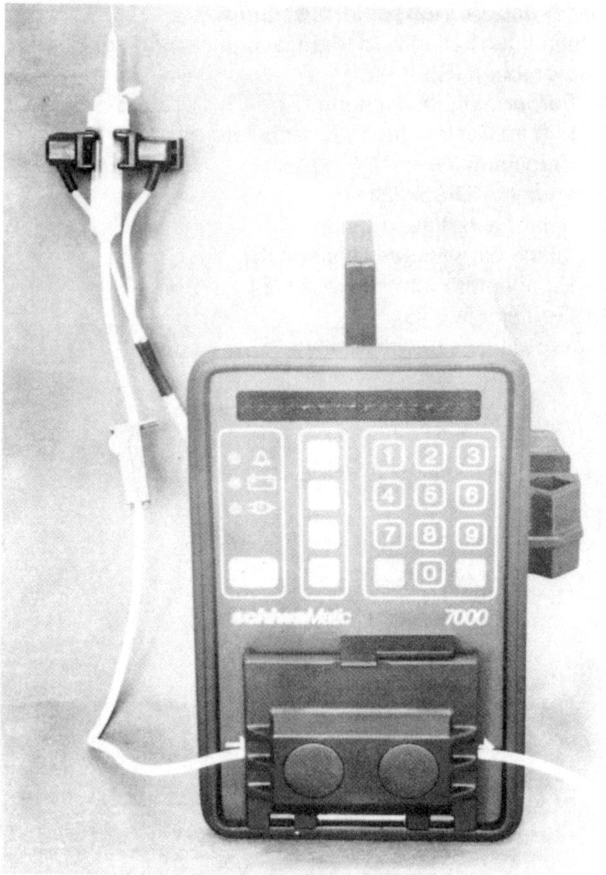

Fabrikat:	**Schiwa**
Typ:	**Schiwamatic 7000[10]**
Abmessungen (BxHxT cm):	**40x15x25**
Gewicht (kg):	**3,5**

Förderprinzip und Aufbau

Die Infusionspumpe arbeitet mit einem peristaltischen Antrieb. Ihr Gehäuse besteht aus Metall. Auf der Geräteoberseite ist in der Mitte ein bügelförmiger Handgriff befestigt. Mit Ausnahme der Alarmschalters sind alle Bedienungselemente und Anzeigen an der Gerätefrontseite angeordnet. Der Tropfensensor ist an die Tropfenkammer zu klemmen. Eine Aufbewahrungsmöglichkeit für den Tropfensensor ist nicht vorhanden.

Befestigungsmöglichkeit

An der rechten Geräteseite ist eine Schraubklemme fest angebracht, mit der die Infusionspumpe an den Infusionsständer geklemmt werden kann. Ein Kurzstativ, das den Einsatz der Infusionspumpe als Tischgerät ermöglicht, wird mitgeliefert.

Infusionsbesteck

Es könnem vom Hersteller zugelassene DIN-Bestecke verwendet werden. Die eingegebene Viskosität der Infusionsflüssigkeit und die Größe des Infusionsbesteckes werden bei der Berechnung des Volumens vom Gerät berücksichtigt. Vor dem Einlegen ist das Besteck manuell zu entlüften (vgl. Anhang I Abb. 2).

10 baugleich mit MGVG IP 83

Förderbereich

In Stufen von einem Milliliter pro Stunde können über eine Tastatur (0-9) Förderraten von 1 bis 400 (mit Spezialbesteck 600) Milliliter pro Stunde eingegeben werden. Die vorwählbare Gesamtmenge beträgt 9999 ml. Ist die Infusion beendet, fördert die Infusionspumpe, entsprechend der zuvor gewählten Förderrate wählbar, mit einer Rate von 1 bzw. 3 Milliliter pro Stunde weiter (Offenhalterate). Soll die Eingabe geändert werden, ist die Infusion zu unterbrechen.

Stromversorgung

Die Infusionspumpe ist an das Stromnetz anzuschließen. In das Gerät ist ein Akku eingebaut, mit dem die Infusionspumpe ca. 30 Minuten (auf Wunsch 2-3 Stunden) netzunabhängig betrieben werden kann. Während der Akku aufgeladen wird, kann das Gerät eingesetzt werden (Netzbetrieb).

Selbsttestprogramm

Ist die Infusionspumpe eingeschaltet, führt sie automatisch ein Selbsttestprogramm zur Überprüfung der Gerätefunktionen durch. Nach 6 Sekunden ist das Gerät betriebsbereit. Während der Infusion findet eine zyklische Selbstkontrolle der Gerätefunktionen statt.

Gerätebeschreibung

Kontrolleuchten und Anzeigen
Netzanschluß, Akkubetrieb, Betriebsbereitschaft, Betrieb (Tropfenfall) und Alarm werden über Kontrolleuchten angezeigt. Eine LED-Anzeige weist darauf hin, daß das Gerät eingeschaltet ist. Von einer 16stelligen LED-Anzeige können Infusionsrate, Gesamtmenge, Restmenge, infundierte Menge, Alarmursache, Bedienungsführung, Viskosität und Besteckgröße abgelesen werden.

Alarm und Betriebsunterbrechung
In folgenden Fällen wird Alarm ausgelöst und der Betrieb unterbrochen (S):
- Förderratenabweichung (S)
- Luft im System (S)
- Verschluß (S)
- zu hoher Druck (S)
- Infusion beendet
- Infusionsrate Null
- Infusionsrate größer als 400 bzw. 600 ml/h
- nicht gestartete Infusion
- nicht aufgesetzter Tropfensensor (S)
- Pumpentür nicht verriegelt (S)
- Gerätedefekt (S)
- leerer Flüssigkeitsbehälter (S)

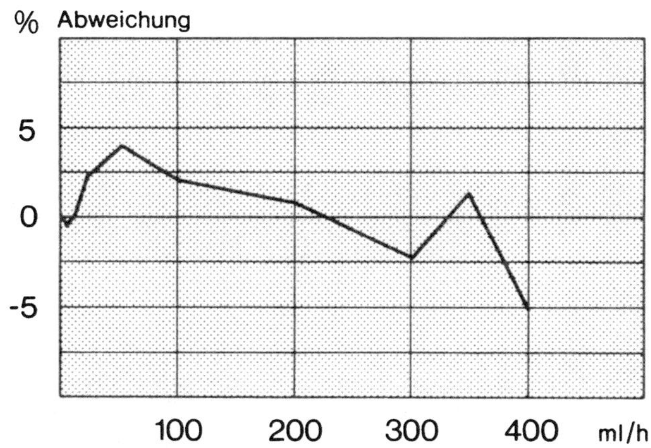

Meßergebnis: Genauigkeit des Fördervolumens

Der akustische Alarm läßt sich ganz oder vorübergehend unterdrücken (Alarmquittierung).

Besonderheiten
Zur Steigerung der Betriebssicherheit sind die sicherheitsrelevanten Tastaturen elektronisch verriegelt; das Gerät ist mit Folientasten ausgerüstet.

Auf Wunsch kann eine V 24-Datenschnittstelle geliefert werden.

Gerätebeschreibung

Infusionspumpe, volumengesteuert

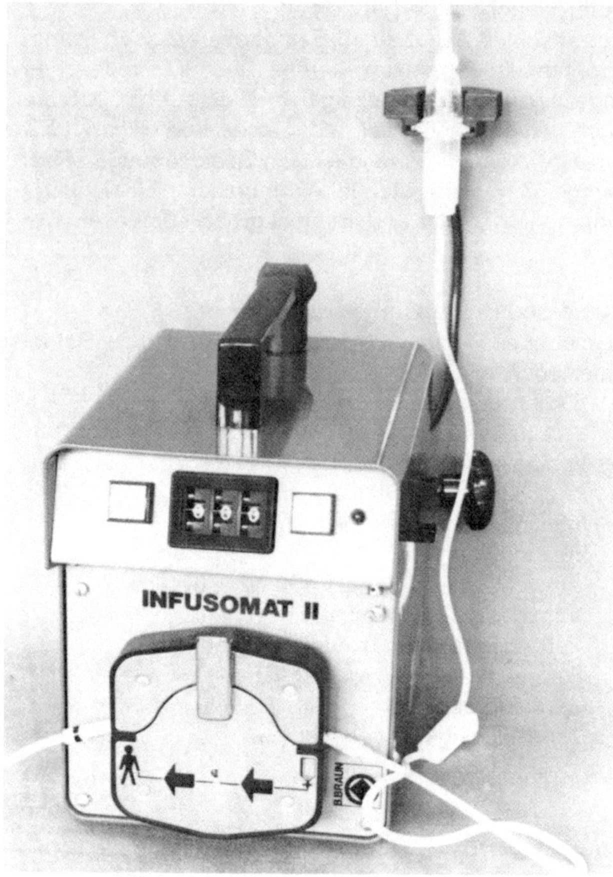

Fabrikat:	**Braun**
Typ:	**Infusomat II**
Abmessungen (BxHxT cm):	**16x25x31**
Gewicht (kg):	**5,3**

Förderprinzip und Aufbau

Die Infusionspumpe arbeitet mit einem Rollenantrieb. Ihr Gehäuse besteht aus Metall. Auf der Geräteoberseite ist in der Mitte ein bügelförmiger Traggriff befestigt. Mit Ausnahme des Schalters für den Alarm sind alle Bedienungselemente und Anzeigen an der Frontseite angeordnet. Mit dem Alarmschalter kann der akustische Alarm des Gerätes nur dann ausgeschaltet werden, wenn das Gerät mit der Schwesternrufanlage verbunden ist.

Der Tropfensensor zur ausschließlichen Kontrolle der Flüssigkeitszufuhr ist auf die Tropfenkammer zu stekken. Ist das Gerät nicht in Betrieb, kann der Tropfensensor auf einen Halter an der Rückwand gesteckt werden. Außerdem kann an der Rückwand ein mitgeliefertes Kurzstativ befestigt werden.

Befestigungsmöglichkeit

Die Infusionspumpe kann als Tischgerät eingesetzt oder mit einer Schraubklemme an handelsüblichen Infusionsständern befestigt werden.

Infusionsbesteck

Es müssen Spezialbestecke verwendet werden, die nach dem Einlegen zu entlüften sind (vgl. Anhang I Abb. 4).

Förderbereich

In Stufen von einem Milliliter pro Stunde können mit einem mechanischen Kodierschalter Förderraten von 1 bis 999 Milliliter pro Stunde eingestellt werden. Während der Infusion kann die Eingabe verändert werden.

Stromversorgung

Die Infusionspumpe ist an das Stromnetz anzuschließen. Mit einem Zusatzgerät kann sie für ca. 1,5 Stunden netzunabhängig über einen Akku betrieben werden. Die Aufladezeit des Akkus beträgt 16 Stunden; währenddessen kann infundiert werden.

Selbsttestprogramm

Das Gerät verfügt über ein Selbsttestprogramm, das während der Infusion zyklisch arbeitet, so daß der Betrieb sofort aufgenommen werden kann.

Kontrolleuchten und Anzeigen

Die Signallampe "Ein" weist darauf hin, daß das Gerät eingeschaltet ist. Netzanschluß, Betrieb und Alarm werden über Kontrolleuchten angezeigt. Am 3stelligen Kodierschalter kann die Infusionsrate abgelesen werden.

Gerätebeschreibung

Alarm und Betriebsunterbrechung
In folgenden Fällen wird Alarm ausgelöst und der Betrieb unterbrochen (S):

- Förderratenabweichung (S)
- Verschluß (S)
- Akkuspannungsabfall
- Infusionsrate Null
- nicht gestartete Infusion (nach 3 Sek.)
- falsch eingelegtes Besteck (S)
- nicht aufgesetzter Tropfensensor (S)
- leerer Flüssigkeitsbehälter (S)

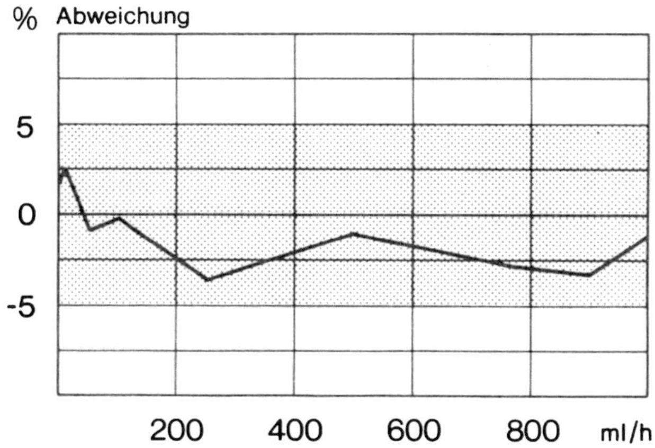

Meßergebnis: Genauigkeit des Fördervolumens

tkb Gerätebeschreibung

Infusionspumpe, volumengesteuert

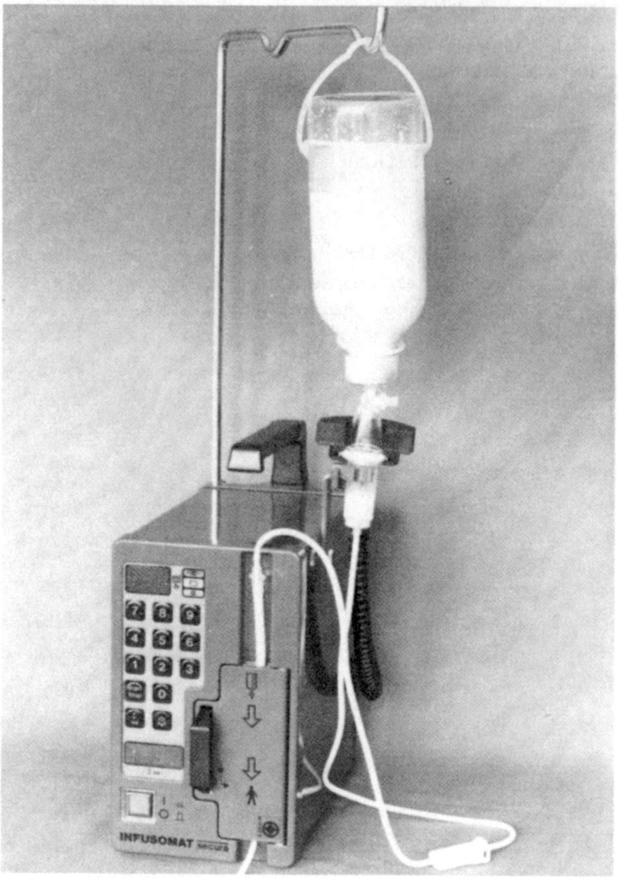

Fabrikat: Braun
Typ: Infusomat secura
Abmessungen (BxHxT cm): 13x27x26
Gewicht (kg): 6,4

Förderprinzip und Aufbau

Die Infusionspumpe arbeitet mit einem peristaltischen Antrieb. Ihr Gehäuse besteht aus Metall. Auf der Geräteoberseite ist in der Mitte ein winkelförmiger Traggriff befestigt. Mit Ausnahme einer Akkuprüftaste sind alle Bedienungselemente und Anzeigen an der Gerätefrontseite angeordnet. Der Tropfensensor zur ausschließlichen Überwachung der Flüssigkeitszufuhr ist auf die Tropfenkammer zu stecken. Über ein Spiralkabel ist er an die Infusionspumpe angeschlossen. Ist das Gerät nicht in Betrieb, kann der Tropfensensor auf den Handgriff gesteckt werden.

An der linken Seite der Rückwand kann ein mitgeliefertes Kurzstativ eingesteckt werden, an das die Infusionsflasche gehängt wird. An der rechten Geräteseite ist ein Tropfenkammerhalter angeordnet, der eine Schräglage der Tropfenkammer des Infusionsbestecks verhindert.

Befestigungsmöglichkeit

Die Infusionspumpe kann als Tischgerät eingesetzt oder mit einem mitgelieferten Adapter an handelsübliche Infusionsständer geschraubt werden.

Die Vorrichtung zur Befestigung des Gerätes an eine Wandschiene ist Bestandteil eines separaten Wandschienen-Befestigungssystems.

Infusionsbesteck

Es ist ein Spezialbesteck zu verwenden. Vor dem Einlegen ist das Besteck manuell zu entlüften (vgl. Anhang I Abb. 4).

Förderbereich

In Stufen von einem Milliliter pro Stunde können über eine Tastatur (0-9) Förderraten von 1 bis 400 (seit Jan. 84: 600) Milliliter pro Stunde eingegeben werden. Maximal können 9999 Milliliter Gesamtvolumen eingegeben werden. Ist die Infusion beendet, fördert die Infusionspumpe mit einer Förderrate von einem Milliliter pro Stunde weiter (Offenhalterate). Soll die Eingabe geändert werden, ist die Infusion zu unterbrechen.

Stromversorgung

Die Infusionspumpe ist an das Stromnetz anzuschließen. Der eingebaute Akku kann das Gerät ungefähr 3,5 Stunden netzunabhängig betreiben. Die Aufladezeit des Akkus beträgt ca. 20 Stunden. Während des Ladevorganges kann infundiert werden.

Gerätebeschreibung

Selbsttestprogramm

Ist die Infusionspumpe eingeschaltet, führt sie automatisch ein Selbsttestprogramm zur Überprüfung der Gerätefunktionen durch. Nach 10 Sekunden ist das Gerät betriebsbereit.

Kontrolleuchten und Anzeigen

Netzanschluß, Akkubetrieb, Betriebsbereitschaft, Betrieb und Alarm werden über Kontrolleuchten angezeigt. Eine LED-Anzeige weist darauf hin, daß das Gerät eingeschaltet ist.
Von der 3stelligen LED-Anzeige kann die Infusionsrate oder die Alarmursache abgelesen werden. Eine 4stellige LED-Anzeige gibt die Gesamtmenge und die Restmenge an.

Alarm und Betriebsunterbrechung

In folgenden Fällen wird Alarm ausgelöst und der Betrieb unterbrochen (S):

- Förderratenabweichung (S)
- Luft im System (S)
- Verschluß (S)
- Akkuspannungsabfall
- Infusion beendet
- Infusionsrate Null
- nicht gestartete Infusion (nach 2 min)
- falsch eingelegtes Besteck (S)
- nicht aufgesetzter Tropfensensor (S)
- Gerätedefekt (S)
- leerer Flüssigkeitsbehälter (S)

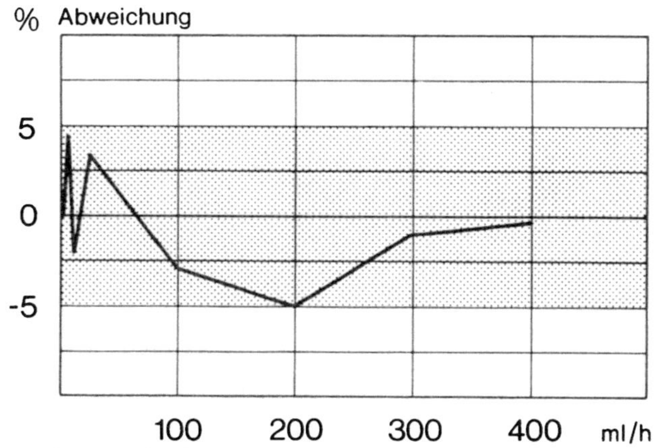

Meßergebnis: Genauigkeit des Fördervolumens

Zur Sicherheit ist der Apparat mit einem Luftdetektor, einer mechanischen Druckbegrenzung und einer elektronisch verriegelten Tastatur ausgerüstet.

Besonderheiten

Eine mechanische Durchflußsperre verhindert den freien Durchfluß der Infusionslösung bei geöffneter Pumpentür.

Das akustische Alarmsignal wird bei Drücken der Stop-Taste (Flaschenwechsel oder Ratenänderung) automatisch 2 Minuten unterdrückt; auch der Schwesternruf wird durch die Stop-Taste erst nach 2 Minuten aktiviert.

Gerätebeschreibung

Infusionspumpe, volumengesteuert

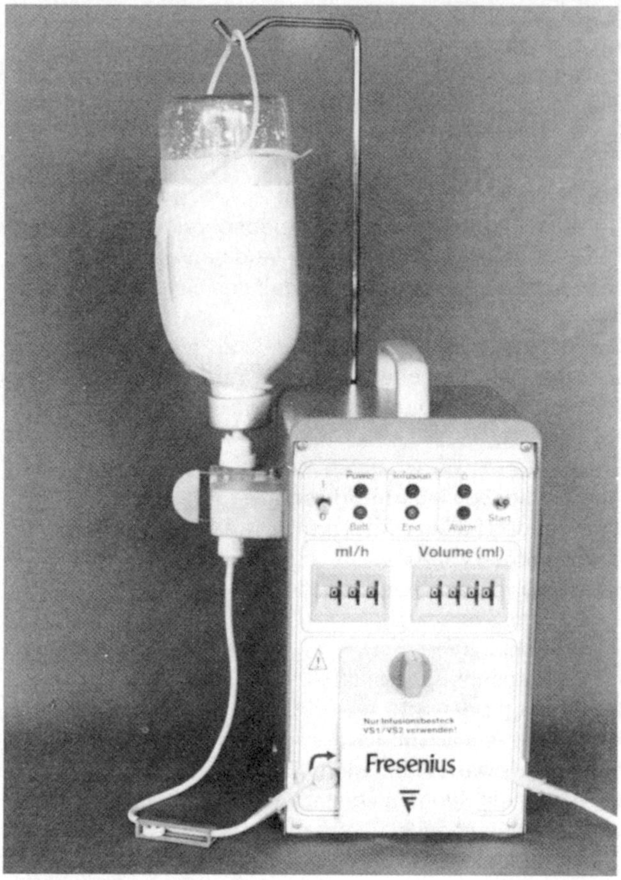

Fabrikat:	**Fresenius**
Typ:	**VP 1000**
Abmessungen (BxHxT cm):	**19x28x22**
Gewicht (kg):	**4,6**

Förderprinzip und Aufbau
Die Infusionspumpe arbeitet mit einem peristaltischen Antrieb. Ihr Gehäuse besteht aus Metall. Ein bügelförmiger Handgriff ist in der Mitte der Geräteoberseite befestigt. Alle Bedienungselemente und Anzeigen sind an der Frontseite des Gerätes angeordnet. Der Tropfensensor für die Flußüberwachung ist an der linken Geräteseite fest eingebaut. An der gleichen Stelle kann ein zum Gerät gehörendes Kurzstativ eingesteckt werden, an das die Infusionsflasche gehängt wird.

Befestigungsmöglichkeit
Die Infusionspumpe kann als Tischgerät eingesetzt oder mit zwei Schraubklemmen an handelsüblichen Infusionsständern befestigt werden.

Mit einer speziellen Halterung, die auf Wunsch geliefert wird, kann das Gerät an eine Wandschiene geschraubt werden.

Infusionsbesteck
Es ist ein Spezialbesteck zu verwenden. Vor dem Einlegen ist das Besteck manuell zu entlüften (vgl. Anhang I Abb. 5).

Förderbereich
Mit mechanischen Kodierschaltern können Förderraten von 1 bis 999 Milliliter pro Stunde und Gesamtfördermengen bis 9999 Milliliter pro Stunde eingestellt werden. Während der Infusion kann die Eingabe geändert werden.

Stromversorgung
Die Infusionspumpe ist an das Stromnetz anzuschließen. Mit dem eingebauten Akku kann das Gerät ca. 1 Stunde netzunabhängig betrieben werden. Die Aufladezeit des Akkus beträgt bei ausgeschaltetem Gerät 20, bei eingeschaltetem Gerät 40 Stunden.

Selbsttestprogramm
Das Gerät nimmt sofort den Betrieb auf. Ist die Infusionspumpe eingeschaltet, führt sie automatisch ein Selbsttestprogramm zur Überprüfung der Gerätefunktionen durch, das sich wähend der Infusion zyklisch wiederholt.

Kontrolleuchten und Anzeigen
Die Signallampe "Ein" weist darauf hin, daß das Gerät eingeschaltet ist. Über Kontrolleuchten werden Netzanschluß, Akkubetrieb und Betrieb (Tropfenfall) angezeigt. Die Infusionsrate ist am 3stelligen Kodierschalter,

Gerätebeschreibung

die Gesamtmenge an einem 4stelligen Kodierschalter abzulesen.

Alarm und Betriebsunterbrechung
In folgenden Fällen wird Alarm ausgelöst und der Betrieb unterbrochen (S):

- Förderratenabweichung (S)
- Verschluß (S)
- zu hoher Druck (S)
- Akkuspannungsabfall
- Infusion beendet (S)
- Infusionsrate Null
- nicht gestartete Infusion
- falsch eingelegtes Besteck (S)
- Gerätedefekt (S)
- leerer Flüssigkeitsbehälter (S)

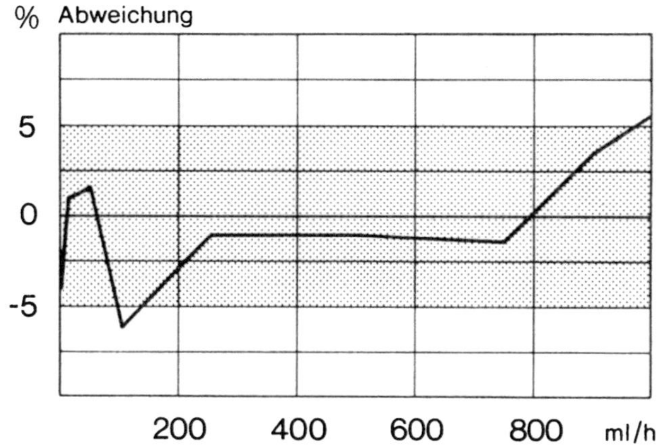

Meßergebnis: Genauigkeit des Fördervolumens

tkb Gerätebeschreibung

Infusionspumpe, volumengesteuert

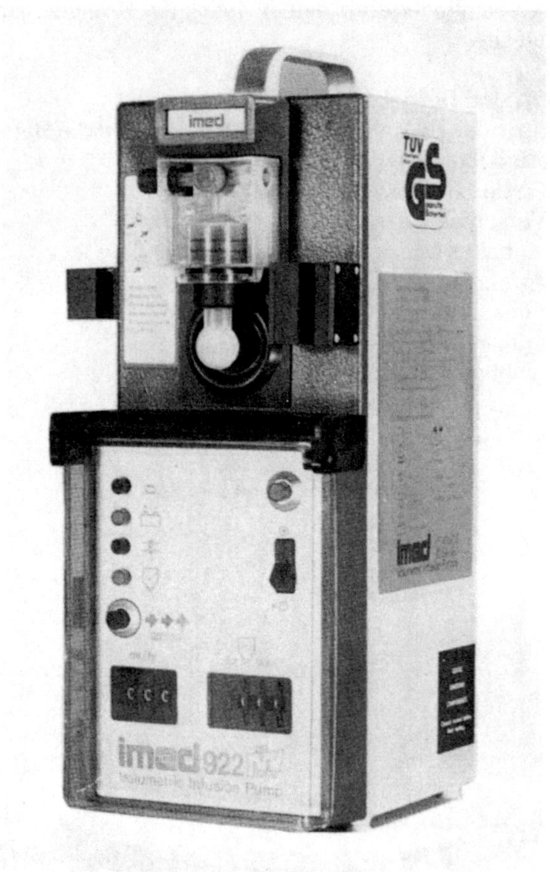

Fabrikat: IMED
Typ: 922 TÜV
Abmessungen (BxHxT cm): 18x36x18
Gewicht (kg): 5,7

Förderprinzip und Aufbau
Die Infusionspumpe arbeitet mit einem Kolbenantrieb. Ihr Gehäuse besteht aus Kunststoff. Die Bedienungselemente sind an der Frontseite unter einem Spritzschutz angebracht.

Das Gerät benötigt keinen Trofensensor.

Befestigungsmöglichkeit
Die Infusionspumpe kann als Tischgerät eingesetzt oder an handelsüblichen Infusionsständern und Wandschienen befestigt werden.

Infusionsbesteck
Es ist ein Kassettensystem mit Kolben zu verwenden. Das Besteck kann zerlegt und über Lüer-Lock-Verschlüsse an andere Infusionsschläuche gekoppelt werden. Nach dem Einlegen wird das Besteck auf Tastendruck automatisch entlüftet (vgl. Anhang I Abb. 6).

Förderbereich
In Stufen von einem Milliliter pro Stunde können mit einem mechanischen Kodierschalter Förderraten von 1 bis 799 Milliliter pro Stunde eingestellt werden. Die Gesamtmengenvorgabe beträgt max. 9999 Milliliter. Ist die eingestellte Gesamtmenge erreicht, fördert die Infusionspumpe mit einer Rate von 1 Milliliter pro Stunde (Offenhalterate) weiter. Während der Infusion kann die Eingabe geändert werden.

Stromversorgung
Die Infusionspumpe ist an das Stromnetz anzuschließen. Mit dem eingebauten Akku kann das Gerät von 15 Stunden bei 299 Milliliter pro Stunde bis zu 30 Stunden bei 50 Milliliter pro Stunde netzunabhängig betrieben werden. Die Aufladezeit des Akkus beträgt ca. 16 Stunden; währenddessen kann die Infusionspumpe eingesetzt werden.

Selbsttetstprogramm
Die Pumpe hat kein Selbsttestprogramm.

Kontrolleuchten und Anzeigen
Über Kontrolleuchten wird der momentane Status der Infusionspumpe gekennzeichnet. Alle Alarme werden optisch und akustisch dargestellt. Eine grüne Kontrolleuchte zeigt an, daß das Gerät eingeschaltet ist. Der 3stellige Kodierschalter zählt rückwärts, so daß die noch zu verabreichende Infusionsmenge abgelesen werden kann. Der 4stellige Kodierschalter zeigt die gewünschte Gesamtmenge an.

Gerätebeschreibung

Alarm und Betriebsunterbrechung
In folgenden Fällen wird Alarm ausgelöst und der Betrieb unterbrochen (S):
- Förderratenabweichung (S)
- Luft im System (S)
- Verschluß (S)
- zu hoher Druck (S)
- Akkuspannungsabfall
- Infusion beendet
- Infusionsrate Null
- Veränderung der Infusionsrate
- nicht gestartete Infusion (nach 45 Sek.)

Die Lautstärke des Alarms ist variabel; abstellbar ist er nicht.

Besonderheiten
Die Infusionspumpe verfügt über einen Luftdetektor mit fünf Funktionseinheiten und erkennt Luft >0,045ml auch in trüben Lösungen (z.B. Blut).

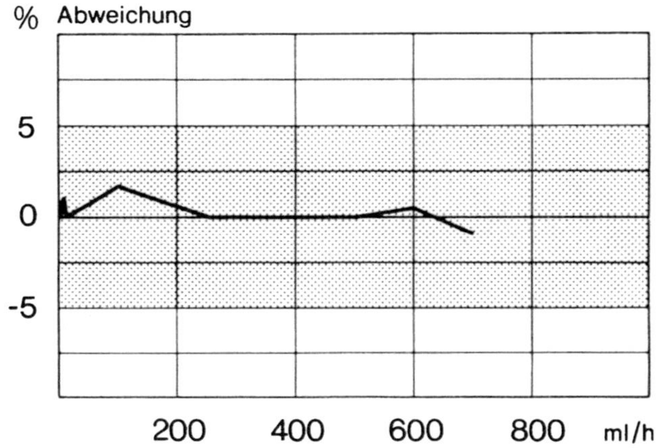

Meßergebnis: Genauigkeit des Fördervolumens

Gerätebeschreibung

Infusionspumpe, volumengesteuert

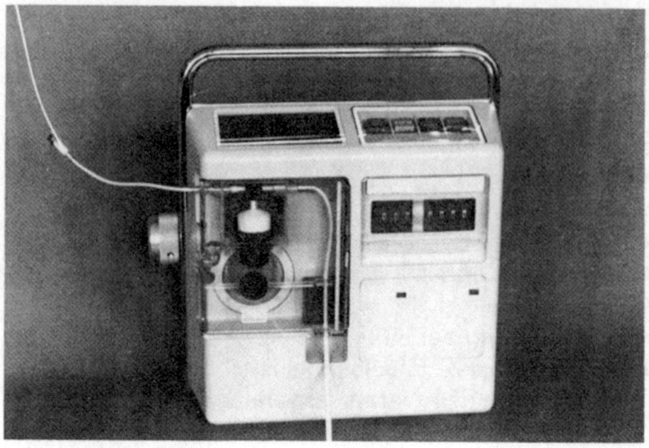

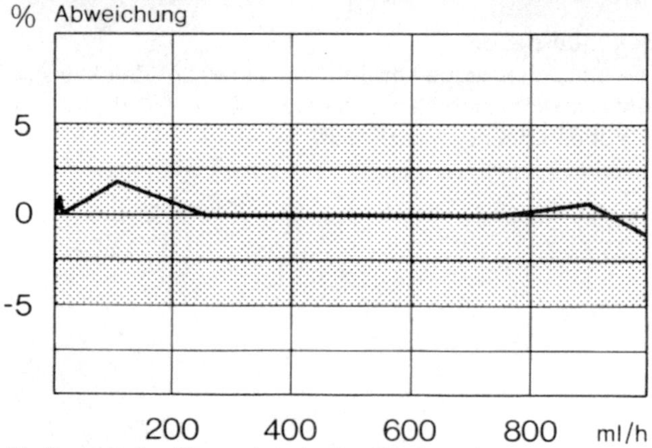

Meßergebnis: Genauigkeit des Fördervolumens

Fabrikat:	**IMED**
Typ:	**960**
Abmessungen (BxHxT cm):	**28x29x14**
Gewicht (kg):	**7,4**

Förderprinzip und Aufbau
Die Infusionspumpe arbeitet mit einem Kolbenantrieb. Ihr Gehäuse besteht aus Kunststoff. Auf der Geräteoberseite sitzt ein bügelförmiger Handgriff. Die Bedienungselemente sind an der pultförmigen Geräteoberseite und die Anzeigen an der Geräteober- sowie -frontseite angeordnet. Das Gerät benötigt keinen Tropfensensor.

Befestigungsmöglichkeit
Die Infusionspumpe kann als Tischgerät eingesetzt oder an handelsüblichen Infusionsständern und Wandschienen befestigt werden.

Infusionsbesteck
Es ist ein Kassettensystem mit Kolben zu verwenden. Das Besteck kann zerlegt und über Lüer-Lock-Verschlüsse an andere Infusionsschläuche gekoppelt werden. Nach dem Einlegen wird das Besteck auf Tastendruck automatisch entlüftet (vgl. Anhang I Abb. 6).

Förderbereich
In Stufen von einem Milliliter pro Stunde kann mit einem mechanischen Kodierschalter eine Förderrate von 1 bis 999 ml/h eingestellt werden. Die Gesamtmengenvorgabe beträgt 9999 Milliliter. Ist die Gesamtmenge erreicht, fördert die Infusionspumpe mit einer Rate von einem Milliliter pro Stunde weiter (Offenhalterate). Während der Infusion kann die Eingabe geändert werden.

Stromversorgung
Die Infusionspumpe ist an das Stromnetz anzuschließen. Mit dem eingebauten Akku kann das Gerät von 5 h bei 999 ml/h bis zu 24 h bei 50 ml/h netzunabhängig betrieben werden. Die Aufladezeit des Akkus beträgt ca. 16 Stunden. Während der Akku aufgeladen wird, kann die Infusionspumpe eingesetzt werden.

Selbsttestprogramm
Ist die Infusionspumpe eingeschaltet, führt sie automatisch ein Selbsttestprogramm zur Überprüfung der Gerätefunktionen durch. Nach ungefähr 5 Sekunden nimmt das Gerät selbständig den Betrieb auf.

Kontrolleuchten und Anzeigen
Kontrolleuchten zeigen Netzanschluß und Akkubetrieb an. Eine LCD-Anzeige und eine grüne Lampe weisen darauf hin, daß das Gerät eingeschaltet ist, informieren über den Betrieb des Gerätes und zeigen die infundierte Menge sowie die Alarmursache an. Von einem 3stelligen Kodierschalter kann die Infusionsrate, von einem 4stelli-

Gerätebeschreibung

gen Kodierschalter die Gesamtmenge abgelesen werden.

Alarm und Betriebsunterbrechung
In folgenden Fällen wird Alarm ausgelöst und der Betrieb unterbrochen (S):

- Förderratenabweichung (S)
- Luft im System (S)
- Verschluß (S)
- zu hoher Druck (S)
- Akkuspannungsabfall
- Infusion beendet
- Infusionsrate Null
- Veränderung der Infusionsrate
- nicht gestartete Infusion (nach 45 Sek.)
- falsch eingelegtes Besteck (S)
- Pumpentür nicht verriegelt (S)
- Gerätedefekt (S)

Der akustische Alarm läßt sich für 2 Minuten ausschalten (Alarmquittierung).

Besonderheiten
Die Infusionspumpe verfügt über einen Luftdetektor mit fünf Funktionseinheiten, der Luftmengen > 0,045 ml auch in trüben Lösungen (z.B. Blut) erkennt.

Gerätebeschreibung

Infusionspumpe, volumengesteuert

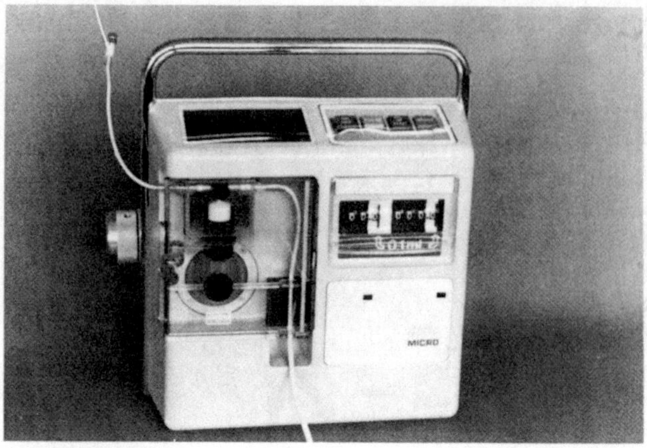

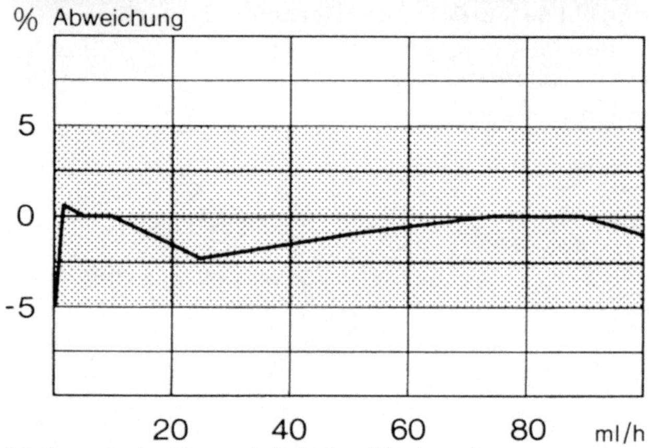

Meßergebnis: Genauigkeit des Fördervolumens

Fabrikat: IMED
Typ: 965 micro
Abmessungen (BxHxT cm): 28x29x14
Gewicht (kg): 7,4

Förderprinzip und Aufbau

Die Infusionspumpe arbeitet mit einem Kolbenantrieb. Ihr Gehäuse besteht aus Kunststoff. Auf der Geräteoberseite sitzt ein bügelförmiger Handgriff. Die Bedienungselemente sind an der pultförmigen Geräteoberseite und die Anzeigen an der Geräteober- sowie -frontseite angeordnet. Das Gerät benötigt keinen Tropfensensor.

Befestigungsmöglichkeit

Die Infusionspumpe kann als Tischgerät eingesetzt oder an handelsüblichen Infusionsständern und Wandschienen befestigt werden.

Infusionsbesteck

Es ist ein Kassettensystem mit Kolben zu verwenden. Das Besteck kann zerlegt und über Lüer-Lock-Verschlüsse an andere Infusionsschläuche gekoppelt werden. Nach dem Einlegen wird das Besteck auf Tastendruck automatisch entlüftet (vgl. Anhang I Abb. 7).

Förderbereich

In Stufen von 0,1 Milliliter pro Stunde kann mit einem mechanischen Kodierschalter eine Förderrate von 0,1 bis 99,9 Milliliter pro Stunde eingestellt werden. Die Gesamtmengenvorgabe beträgt 999 Milliliter. Ist die gewünschte Gesamtmenge erreicht, fördert die Infusionspumpe mit einer Rate von 0,1 Milliliter pro Stunde weiter (Offenhalterate). Während der Infusion kann die Eingabe geändert werden.

Stromversorgung

Die Infusionspumpe ist an das Stromnetz anzuschließen. Mit dem eingebauten Akku kann das Gerät von 17 Stunden bei 99,9 ml/h bis zu 29 Stunden bei 1 ml/h netzunabhängig betrieben werden. Die Aufladezeit des Akkus beträgt ca. 16 Stunden; währenddessen kann die Infusionspumpe eingesetzt werden.

Selbsttestprogramm

Ist die Infusionspumpe eingeschaltet, führt sie automatisch ein Selbsttestprogramm zur Überprüfung der Gerätefunktionen durch. Nach ungefähr 5 Sekunden nimmt das Gerät selbständig den Betrieb auf.

Kontrolleuchten und Anzeigen

Kontrolleuchten zeigen Netzanschluß und Akkubetrieb an. Eine LCD-Anzeige und eine grüne Lampe weisen darauf hin, daß das Gerät eingeschaltet ist, informieren über den Betrieb des Gerätes und zeigen die infundierte Menge sowie die Alarmursache an. Von einem 3stelligen

tkb Gerätebeschreibung

Kodierschalter kann die Infusionsrate, von einem 4stelligen Kodierschalter die Gesamtmenge abgelesen werden.

Besonderheiten
Die Infusionspumpe verfügt über einen Luftdetektor mit fünf Funktionseinheiten, der Luftmengen >0,045 ml auch in trüben Lösungen (z.B. Blut) erkennt.

Alarm und Betriebsunterbrechung
In folgenden Fällen wird Alarm ausgelöst und der Betrieb unterbrochen (S):

- Förderratenabweichung (S)
- Luft im System (S)
- Verschluß (S)
- zu hoher Druck (S)
- Akkuspannungsabfall
- Infusion beendet
- Infusionsrate Null
- Veränderung der Infusionsrate
- nicht gestartete Infusion (nach 45 Sek.)
- falsch eingelegtes Besteck (S)
- Pumpentür nicht verriegelt (S)
- Gerätedefekt (S)

Der akustische Alarm läßt sich für 2 Minuten unterdrükken (Alarmquittierung).

Gerätebeschreibung

Infusionspumpe, volumengesteuert

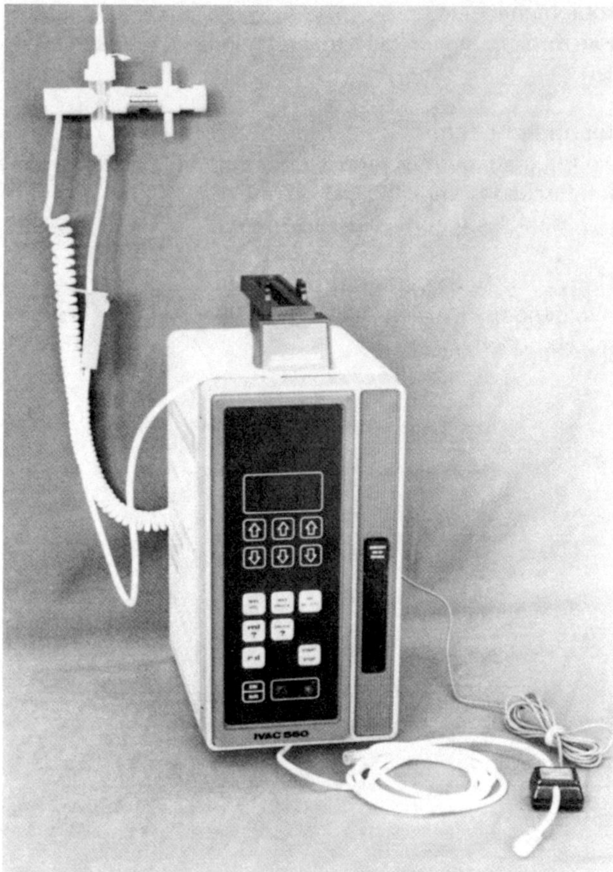

Fabrikat:	**IVAC**
Typ:	**561-GG**
Abmessungen (BxHxT cm):	**11x28x28**
Gewicht (kg):	**4,8**

Förderprinzip und Aufbau

Die Infusionspumpe arbeitet mit einem peristaltischen Antrieb. Ihr Gehäuse besteht aus Metall. Auf der Geräteoberseite ist in der Mitte ein bügelförmiger Handgriff befestigt.

Bedienungselemente und Anzeigen sind an der Frontseite des Gerätes angeordnet. Der Tropfensensor zur ausschließlichen Kontrolle der Flüssigkeitszufuhr ist an die Tropfenkammer zu klemmen. Über ein Spiralkabel ist er an die Infusionspumpe angeschlossen. Wird die Infusionspumpe nicht betrieben, kann der Tropfensensor im Handgriff aufbewahrt werden.

Befestigungsmöglichkeit

Die Infusionspumpe kann als Tischgerät eingesetzt oder mit einer an der Geräteunterseite angeordneten Schraubverbindung an den IVAC-Geräteständer geschraubt werden.

Infusionsbesteck

Es ist ein Spezialbesteck zu verwenden. Das Besteck enthält ein Silikonzwischenstück und eine Druckmeßmembran. Vor dem Einlegen muß das Besteck manuell entlüftet werden (vgl. Anhang I Abb. 8).

Förderbereich

In Stufen von einem Milliliter pro Stunde können über eine Tastatur Förderraten von 1 bis 499 Milliliter pro Stunde eingegeben werden. Die eingebbare Gesamtmenge beträgt 9999 Milliliter. Ist die Gesamtmenge erreicht, fördert die Infusionspumpe mit einer Rate von 5 Millilitern pro Stunde weiter (Offenhalterate). Liegt die eingestellte Förderrate unterhalb dieses Wertes, wird die Infusion mit diesem Wert fortgesetzt.

Stromversorgung

Die Infusionspumpe ist an das Stromnetz anzuschließen. Mit einem Akku kann das Gerät ca. 7 Stunden netzunabhängig betrieben werden. Nach ca. 3 Stunden ist der Akku zu 70% nachgeladen. Während der Aufladezeit kann die an das Stromnetz angeschlossene Infusionspumpe eingesetzt werden.

Selbsttestprogramm

Ist die Infusionspumpe eingeschaltet, führt sie automatisch ein Selbsttestprogramm zur Überprüfung der Gerätefunktionen durch. Das Gerät nimmt sofort den Betrieb auf. Während der Infusion kontrolliert es zyklisch die Gerätefunktionen.

Gerätebeschreibung

Kontrolleuchten und Anzeigen

Kontrolleuchten zeigen Netzanschluß, Akkubetrieb, Betriebsbereitschaft, Betrieb und Alarm an. Das Gerät besitzt zwei LED-Anzeigen: eine 8stellige für Informationen, eine 4stellige für Daten. Mit der Informationsanzeige werden Bedienungsführung und Alarmursache angezeigt, mit der Datenanzeige die Infusionsrate, die Gesamtmenge, die Restmenge, die infundierte Menge und das Ergebnis der ZVD-Messung.

Alarm und Betriebsunterbrechung

In folgenden Fällen wird Alarm ausgelöst und der Betrieb unterbrochen (S):

- Förderratenabweichung (S)
- Luft im System (auf Wunsch lieferbar) (S)
- Verschluß (S)
- zu hoher Druck (S)
- Akkuspannungsabfall (S)
- Infusion beendet
- Infusionsrate Null
- nicht gestartete Infusion
- falsch eingelegtes Besteck (S)
- nicht aufgesetzter Tropfensensor (S)
- Pumpentür nicht verriegelt (S)
- Gerätedefekt (S)
- leerer Flüssigkeitsbehälter (S)

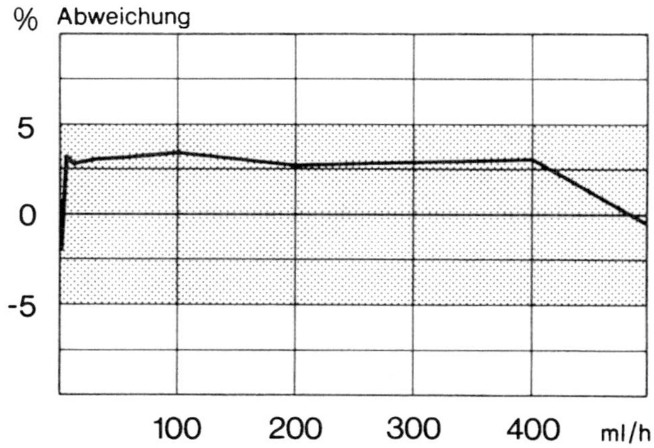

Meßergebnis: Genauigkeit des Fördervolumens

Besonderheiten

Ein eingebauter Druckmesser mißt den Druck im Infusionssystem. Mit ihm kann auf Knopfdruck der zentralvenöse Druck gemessen werden. Ferner kann der Anwender die obere Druckgrenze in mmHg oder in cm H_2O selbst eingeben. Die auszuführenden Bedienungsschritte werden angegeben.

Zur Betriebssicherheit wird die Tastatur elektronisch verriegelt.

tkb Gerätebeschreibung

Infusionspumpe, volumengesteuert

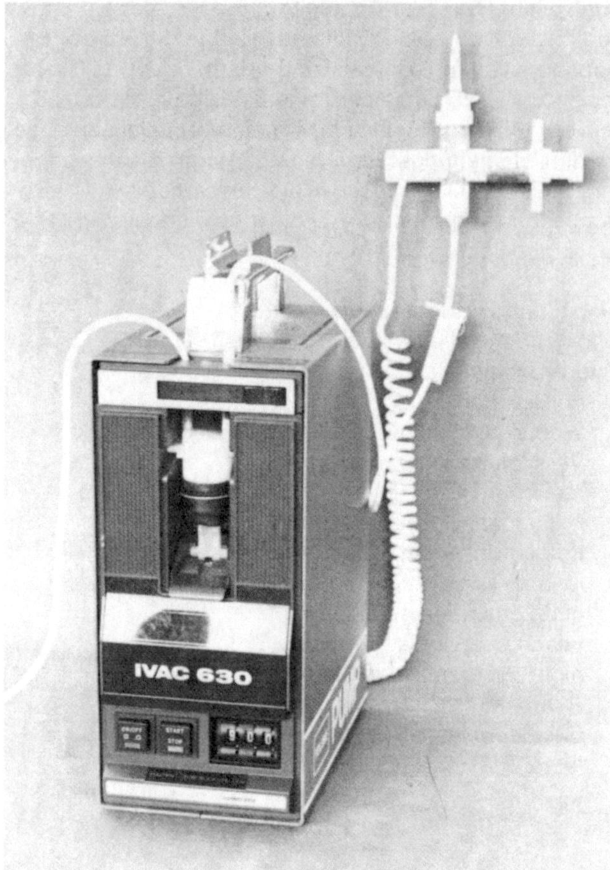

Fabrikat: **IVAC**
Typ: **631-1**
Abmessungen (BxHxT cm): **11x28x28**
Gewicht (kg): **4,7**

Förderprinzip und Aufbau

Die Infusionspumpe arbeitet mit einem Kolbenantrieb. Ihr Gehäuse besteht aus Metall. Auf der Geräteoberseite ist in der Mitte ein bügelförmiger Handgriff befestigt.

Bedienungselemente und Anzeigen sind an der Frontseite des Gerätes angeordnet. Der Tropfensensor für die Flußüberwachung ist an die Tropfenkammer zu klemmen. Über ein Spiralkabel ist er an die Infusionspumpe angeschlossen. Wird die Infusionspumpe nicht betrieben, kann der Tropfensensor im Handgriff aufbewahrt werden.

Befestigungsmöglichkeit

Die Infusionspumpe kann als Tischgerät eingesetzt oder mit einem mitgelieferten Adapter an handelsüblichen Infusionsständern befestigt werden.

Infusionsbesteck

Es ist ein Kassettensystem mit Kolben zu verwenden, das vor dem Einlegen manuell entlüftet werden muß (vgl. Anhang I Abb. 9).

Stromversorgung

Die Infusionspumpe ist an das Stromnetz anzuschließen. Mit einem Akku kann das Gerät ca. 5 Stunden netzunabhängig betrieben werden. Die Aufladezeit des Akkus beträgt ca. 14-16 Stunden; währenddessen kann die Infusionspumpe betrieben werden.

Selbsttetstprogramm

Ist die Infusionspumpe eingeschaltet, führt sie automatisch ein Selbsttestprogramm zur Überprüfung der Gerätefunktionen durch. Während der Infusion kontrolliert es zyklisch die Gerätefunktionen.

Kontrolleuchten und Anzeigen

Kontrolleuchten zeigen Netzanschluß, Akkubetrieb, Betriebsbereitschaft, Betrieb und Alarm an. Eine 8stellige LED-Anzeige weist darauf hin, daß das Gerät eingeschaltet ist und zeigt die infundierte Menge, die Alarmursache sowie die Bedienungsführung an. Die Infusionsrate ist am 3stelligen Kodierschalter abzulesen.

Gerätebeschreibung

Alarm und Betriebsunterbrechung
In folgenden Fällen wird Alarm ausgelöst und der Betrieb unterbrochen (S):

- Förderratenabweichung (S)
- Verschluß (S)
- zu hoher Druck (S)
- Akkuspannungsabfall (S)
- Infusionsrate Null
- nicht gestartete Infusion
- falsch eingelegtes Besteck (S)
- nicht aufgesteckter Tropfensensor (S)
- Pumpentür nicht verriegelt (S)
- Gerätedefekt (S)
- leerer Flüssigkeitsbehälter (S)

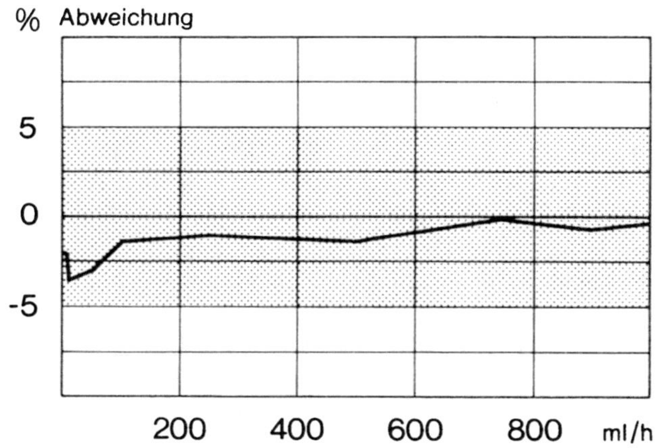

Meßergebnis: Genauigkeit des Fördervolumens

tkb Gerätebeschreibung

Infusionsspritzenpumpe

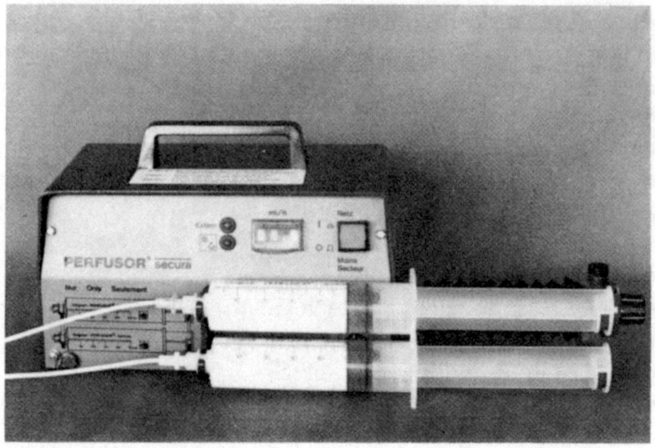

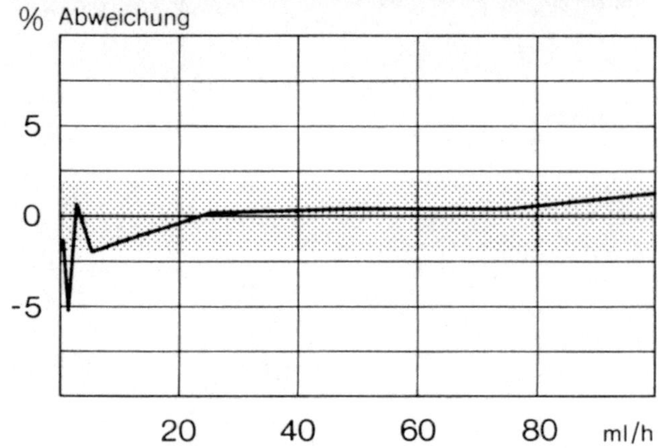

Meßergebnis: Genauigkeit des Fördervolumens

Fabrikat:	**Braun**
Typ:	**Perfusor secura**
Abmessungen (BxHxT cm):	**40x15x25**
Gewicht (kg):	**3,5**

Aufbau

Der Infusionsapparat kann mit einer oder zwei Spritzen von je 25 oder 50 Milliliter Inhalt bestückt werden. Die Spritzen sind an der Frontseite auf eine Klemmvorrichtung aufzustecken. Sie werden von einem Mechanismus ausgedrückt, der die Drehbewegung des Antriebsmotors über eine Kugelspindel in die Längsbewegung des Spritzenkolbens übersetzt. Außerdem enthält der Mechanismus eine Vorrichtung zur Abschaltung des Gerätes bei leerer Spritze (Wegabschaltung) und bei blockierter Infusion (Druckabschaltung). Das Gehäuse des Infusionsapparates besteht aus Metall. Auf seiner Oberseite ist in der Mitte ein bügelförmiger Handgriff befestigt. Alle Bedienungselemente und Anzeigen sind an der Frontseite angeordnet.

Befestigungsmöglichkeit

Das Gerät kann ohne und mit angeschraubtem Zusatzakku auf den Tisch gestellt oder an die handelsüblichen Infusionsständer geschraubt werden.

Infusionsbesteck

Es sind max. 2 Perfusorspritzen zu verwenden. Spritze und Infusionsbesteck müssen vor dem Einlegen manuell entlüftet werden (vgl. Anhang I Abb. 10).

Förderbereich

In Stufen von 0,1 Milliliter pro Stunde kann mit einem mechanischen Kodierschalter pro 50 ml-Spritze eine Förderrate von 0,1 bis 99,9 Milliliter pro Stunde eingestellt werden. Bei 25-ml-Spritzen betragen diese Werte je die Hälfte. Die Eingabe kann nicht geändert werden, ohne die Infusion zu unterbrechen.

Stromversorgung

Der Infusionsapparat ist an das Stromnetz anzuschließen. Außerdem ist ein Zusatzakku erhältlich, mit dem das Gerät ca. 4 Stunden netzunabhängig betrieben werden kann. Die Aufladezeit des Akkus beträgt ca. 16 Stunden. Während der Aufladezeit kann der Infusionsapparat eingesetzt werden (Netzbetrieb).

Selbsttestprogramm

Das Gerät ist sofort betriebsbereit. Ist der Infusionsapparat eingeschaltet, führt er automatisch ein Selbsttestprogramm zur Überprüfung der Gerätefunktionen durch.

Kontrolleuchten und Anzeigen

Eine Signallampe weist darauf hin, daß das Gerät eingeschaltet ist. Akkubetrieb, Betrieb und Alarm werden über Kontrolleuchten angezeigt. Von einem 3stelligen Kodier-

tkb Gerätebeschreibung

schalter kann die Infusionsrate abgelesen werden.

Besonderheiten
Das Gerät verfügt über eine Schnittstelle zur externen Ansteuerung der Pumpe.
Das Gerät gibt einen Voralarm aus, dessen Tonfolge und akustische Signalfolge vom normalen Alarm deutlich unterschieden sind. Der Voralarm beginnt unabhängig von der Infusionsrate 3 Minuten vor Entleeren der Spritze (Infusionsende).

Alarm und Betriebsunterbrechung
In folgenden Fällen wird Alarm ausgelöst und der Betrieb unterbrochen (S):
- Förderratenabweichung (S)
- Verschluß (S)
- zu hoher Druck (S)
- Akkuspannungsabfall
- Infusionsrate Null
- Verändern der Infusionsrate (S)
- Spritze geleert (S)

Gerätebeschreibung

Infusionsspritzenpumpe

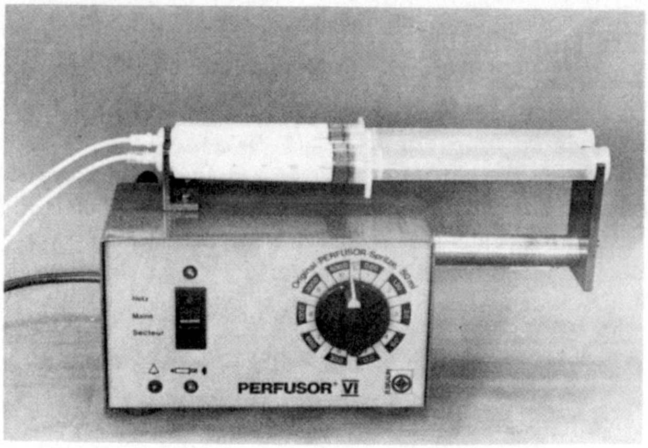

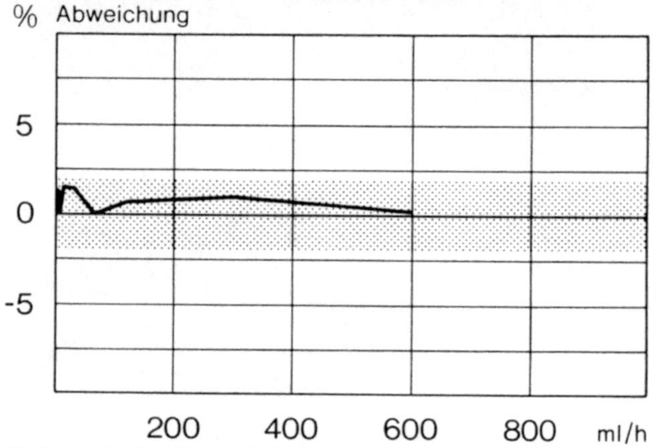

Meßergebnis: Genauigkeit des Fördervolumens

Fabrikat:	**Braun**
Typ:	**Perfusor VI**
Abmessungen (BxHxT cm):	**29x15x19**
Gewicht (kg):	**3,9**

Aufbau

Bis zu einer Spritzengröße von 50 Milliliter kann der Infusionsapparat zwei Spritzen gleichzeitig ausdrücken. Die Spritzen sind in eine Klemmvorrichtung auf der Geräteoberseite einzusetzen. Sie werden mit einem Stempel ausgedrückt, der über eine Zahnschiene transportiert wird.

Das Gehäuse des Infusionsapparates besteht aus Metall. Mit Ausnahme des Alarmschalters sind alle Bedienungselemente und Anzeigen an der Frontseite angeordnet. Mit dem Alarmschalter kann der akustische Alarm des Gerätes nur dann ausgeschaltet werden, wenn das Gerät mit der Schwesternrufanlage verbunden ist.

Befestigungsmöglichkeit

Die Spritzenpumpe kann als Tischgerät eingesetzt oder mit einer Schraubklemme an handelsüblichen Infusionsständern befestigt werden.

Infusionsbesteck

Es können Glas-Metallspritzen (10 ml, 20 ml, 50 ml) oder Perfusor-Spritzen (25 ml, 50 ml) verwendet werden. Spritze und Infusionsbesteck sind vor dem Einlegen manuell zu entlüften (Anhang I Abb. 10).

Förderbereich

Mit einem Drehschalter können nur 10 verschiedene Förderraten von 0,6 bis 600 Milliliter pro Stunde eingestellt werden. Die Eingabe kann während der Infusion geändert werden.

Stromversorgung

Der Infusionsapparat ist an das Stromnetz anzuschließen. Ein netzunabhängiger Betrieb ist nicht vorgesehen.

Selbsttestprogramm

Das Gerät verfügt nicht über ein Selbsttestprogramm.

Kontrolleuchten und Anzeigen

Zustand "Eingeschaltet", Betrieb und Alarm werden über Kontrolleuchten angezeigt. Die Infusionsrate ist am 10stufigen Kodierschalter ablesbar.

Alarm und Betriebsunterbrechung

In folgenden Fällen wird Alarm ausgelöst und der Betrieb unterbrochen (S):

- Infusion beendet (S)
- Spritze geleert (S)

Gerätebeschreibung

Infusionsspritzenpumpe

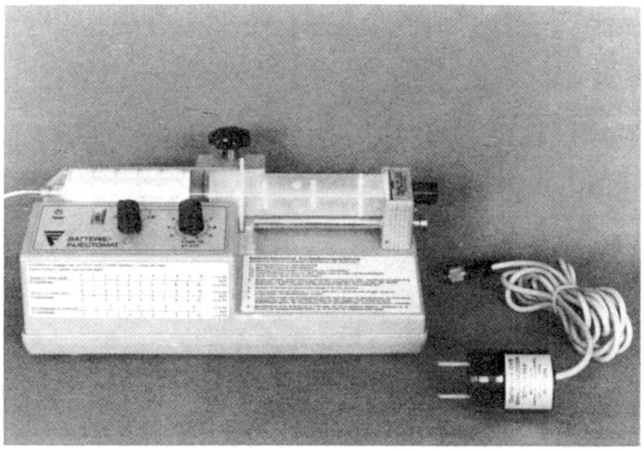

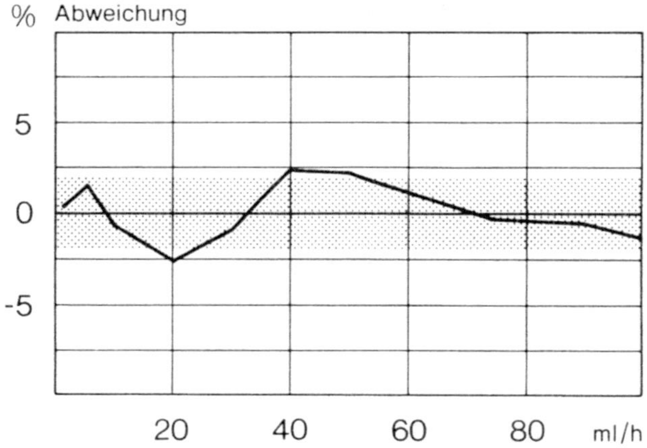

Meßergebnis: Genauigkeit des Fördervolumens

Fabrikat:	**Fresenius**
Typ:	**Batterie-Injectomat 50**
Abmessungen (BxHxT cm):	**26x11x16**
Gewicht (kg):	**1,3**

Aufbau
Der Infusionsapparat kann eine Spritze ausdrücken. Sie ist auf der Geräteoberseite in eine Klemmvorrichtung einzusetzen. Ein Stempel, der über eine Stabverbindung geführt wird, drückt die Spritze aus. Das Gehäuse des Gerätes besteht aus Kunststoff. Alle Bedienungselemente und Anzeigen sind an der Geräteoberseite angeordnet.

Befestigungsmöglichkeit
Die Spritzenpumpe kann als Tischgerät eingesetzt oder mit einer Halterung an Infusionsständern oder Wandschienen befestigt werden.

Infusionsbesteck
Es sind 50-ml-Injectomatspritzen zu verwenden. Vor dem Einlegen sind Spritze und Infusionsbesteck manuell zu entlüften (vgl. Anhang I Abb. 11).

Förderbereich
Mit einem Drehschalter kann zwischen zwei Förderbereichen gewählt werden: 1 bis 10 Milliliter pro Stunde oder 10 bis 100 Milliliter pro Stunde. Die gewünschte Förderrate ist stufenlos mit einem Potentiometer einzustellen. Die Eingabe kann während der Infusion geändert werden.

Stromversorgung
Das Gerät wird aus dem Stromnetz oder aus dem eingebauten Akku gespeist, der über eine Kapazität von 8 Stunden verfügt. Der Netzstecker enthält das Ladegerät des Akkus. Bei eingeschaltetem Gerät dauert die Aufladezeit 24 Stunden, bei ausgeschaltetem Gerät 12 Stunden.

Selbsttestprogramm
Ein Funktionstest kann vom Anwender durchgeführt werden. Das Gerät verfügt über kein automatisches Testprogramm.

Kontrolleuchten und Anzeigen
Netzanschluß, Zustand "Eingeschaltet", Betrieb und Alarm werden durch Kontrolleuchten angezeigt.

Alarm und Betriebsunterbrechung
In folgenden Fällen wird Alarm ausgelöst und der Betrieb unterbrochen (S):

- Förderratenabweichung (S)
- Verschluß (S)
- zu hoher Druck (S)
- Akkuspannungsabfall (S)
- Spritze geleert (S)

Gerätebeschreibung

Infusionsspritzenpumpe

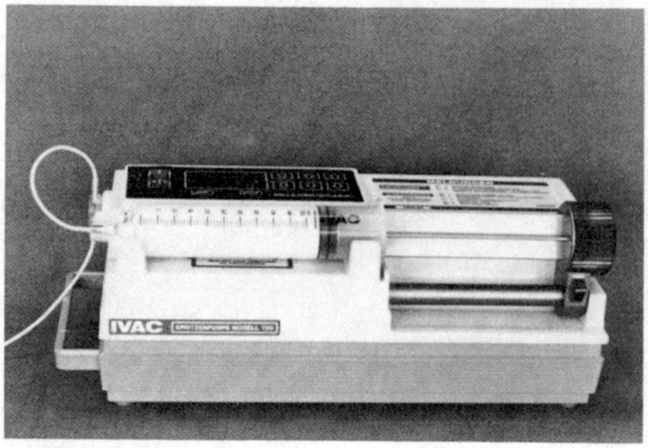

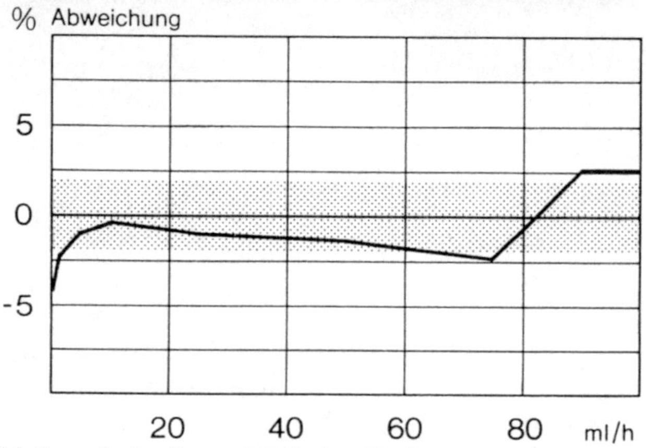

Meßergebnis: Genauigkeit des Fördervolumens

Fabrikat:	**IVAC**
Typ:	**701-1G**
Abmessungen (BxHxT cm):	**31x11x12**
Gewicht (kg):	**3,2**

Aufbau
Der Infusionsapparat kann eine Spritze ausdrücken. Sie ist auf der Geräteoberseite in eine Klemmvorrichtung einzusetzen. Ein Stempel, der über eine Stabverbindung geführt wird, drückt die Spritze aus. Das Gehäuse besteht aus Kunststoff. An seiner linken Seite ist ein bügelförmiger Handgriff befestigt. Alle Bedienungselemente und Anzeigen sind auf der Geräteoberseite angeordnet. Die Halterung für den Druckaufnehmer sitzt an der linken Geräteseite.

Befestigungsmöglichkeit
Die Spritzenpumpe kann als Tischgerät eingesetzt oder mit einem mitgelieferten Adapter, der an das Gerät angeschraubt wird, an handelsüblichen Infusionsständern befestigt werden.

Infusionsbesteck
Es sind 50-ml-Einmalspritzen der Fa. IVAC und IVAC-Schlauchleitungen mit integriertem Druckgeber zu verwenden. Vor dem Einlegen müssen Spritze und Infusionsbesteck manuell entlüftet werden (vgl. Anhang I Abb. 12).

Förderbereich
In Stufen von 0,1 Milliliter pro Stunde können mit einem elektronischen Kodierschalter Förderraten von 0,1 bis 99,9 Milliliter pro Stunde eingestellt werden. Ohne die Infusion zu unterbrechen, ist eine Änderung der Eingabe nicht möglich.

Stromversorgung
Die Infusionspumpe ist an das Stromnetz anzuschließen. Außerdem kann das Gerät an einen Akku angeschlossen werden, mit dem die Spritzenpumpe ca. 8 Stunden netzunabhängig betrieben werden kann. Der Akku ist nach 3 Stunden auf 70% seiner Kapazität aufgeladen. Während der Aufladezeit kann das Gerät eingesetzt werden (Netzbetrieb).

Selbsttestprogramm
Das Gerät ist sofort betriebsbereit. Ist die Spritzenpumpe eingeschaltet, führt sie automatisch ein Selbsttestprogramm zur Überprüfung der Gerätefunktionen durch, das sich während der Infusion zyklisch wiederholt.

Kontrolleuchten und Anzeigen
Netzanschluß, Akkubetrieb, Betriebsbereitschaft, Betrieb und Alarm werden über Kontrolleuchten angezeigt. Eine

Gerätebeschreibung

LED-Anzeige weist darauf hin, daß das Gerät eingeschaltet ist.

An einer 3stelligen LED-Anzeige können Infusionsrate, Bedienungsführung und auf Tastendurck die infundierte Menge abgelesen werden.

Besonderheiten

Bedienungsschritte, Alarm und Fehlermeldung werden numerisch angezeigt. Der Druck wird direkt in der Infusionsleitung überwacht.

Die Tastatur wird während des Betriebes elektronisch verriegelt.

Alarm und Betriebsunterbrechung

In folgenden Fällen wird Alarm ausgelöst und der Betrieb unterbrochen (S):

- Förderratenabweichung (S)
- Verschluß (S)
- zu hoher Druck (S)
- Akkuspannungsabfall (S)
- Infusionsrate Null
- nicht gestartete Infusion (nach 2 min)
- falsch eingelegte Leitung und Spritze (S)
- Gerätedefekt (S)
- leere Spritze (S)

tkb Gerätebeschreibung

Infusionsspritzenpumpe

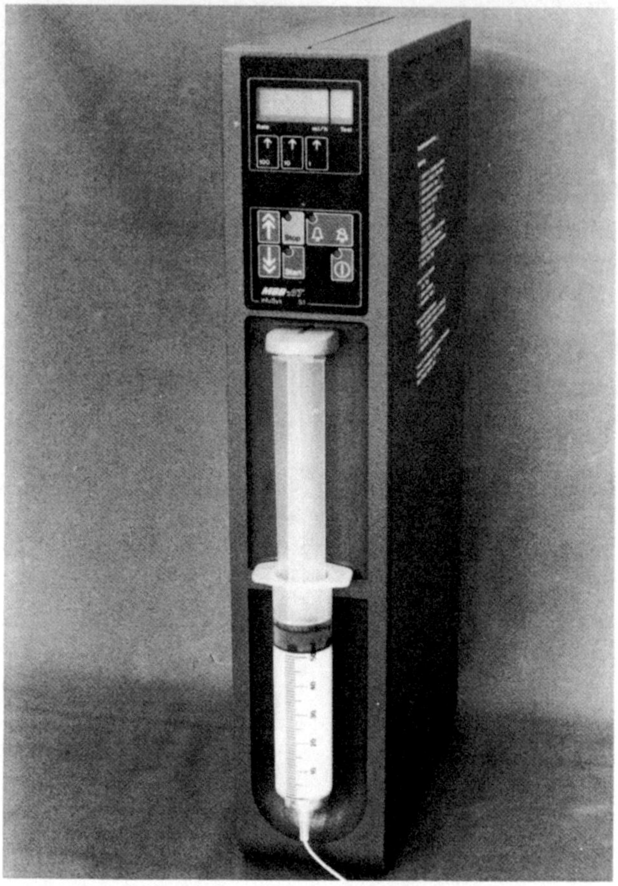

Fabrikat: MBB
Typ: infuSys S1
Abmessungen (BxHxT cm): 9x45x24
Gewicht (kg): 4,5

Aufbau
Der Infusionsapparat kann eine Spritze ausdrücken. Sie ist an der schmalen Gerätefrontseite in eine Klemmvorrichtung zu setzen. Ein Stempel, der in das Gerät integriert ist, drückt die Spritze aus. Das Gehäuse des Gerätes besteht aus Kunststoff. Alle Bedienungselemente und Anzeigen sind an der Gerätefrontseite angeordnet.

Befestigungsmöglichkeit
Das Gerät kann als Tischgerät eingesetzt, an einem Infusionsständer oder an einer Wandschiene befestigt werden.

Infusionsbesteck
Es sind 50-ml-Einmalspritzen zu verwenden. Vor dem Einlegen müssen Spritze und Infusionsbesteck manuell entlüftet werden (vgl. Anhang I Abb. 10).

Förderbereich
In Stufen von einem Milliliter pro Stunde können mit einem elektrischen Kodierschalter Förderraten von 1 bis 299 Milliliter pro Stunde eingestellt werden. Die Eingabe kann nicht geändert werden, ohne die Infusion zu unterbrechen.

Stromversorgung
Die Spritzenpumpe ist an das Stromnetz anzuschließen. Mit dem eingebauten Akku kann das Gerät ungefähr 30 Minuten netzunabhängig betrieben werden. Die Aufladezeit des Akkus beträgt ca. 5 Stunden. Der Akku wird während der Infusion aufgeladen.

Selbsttestprogramm
Ist die Spritzenpumpe eingeschaltet, führt sie automatisch ein Selbsttestprogramm zur Überprüfung der Gerätefunktionen durch. Während der Infusion findet eine zyklische Selbstkontrolle der Gerätefunktionen statt.

Kontrolleuchten und Anzeigen
Netzanschluß, Zustand "Eingeschaltet", Akkubetrieb, Betrieb und Alarm werden über Kontrolleuchten angezeigt. An der 3stelligen digitalen Anzeige kann die Infusionsrate abgelesen werden.

Besonderheiten
Während des Betriebes wird die Tastatur elektronisch verriegelt.

Gerätebeschreibung

Alarm und Betriebsunterbrechung
In folgenden Fällen wird Alarm ausgelöst und der Betrieb unterbrochen (S):

- Förderratenabweichung (S)
- Verschluß (S)
- zu hoher Druck (S)
- Akkuspannungsabfall (S)
- Infusionsrate Null
- nicht gestartete Infusion
- falsch eingelegte Spritze (S)
- Gerätedefekt (S)
- Spritze geleert (S)

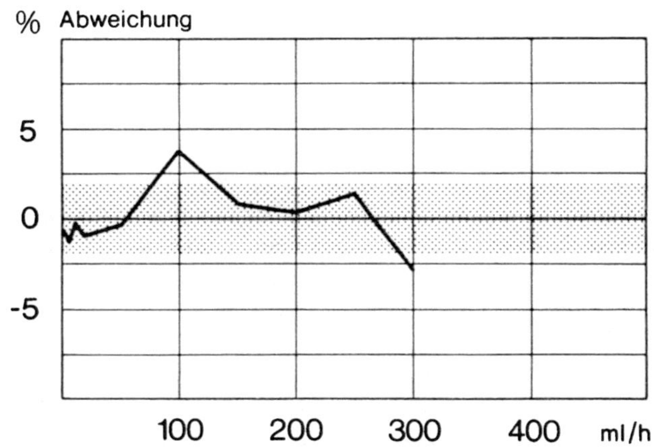

Meßergebnis: Genauigkeit des Fördervolumens

2.2 Vergleichende Übersicht ausgewählter Ausstattungs- und Bedienungsmerkmale

Abwaschbare Folientastatur

Da elektromedizinische Geräte lediglich durch Ansprühen und Abwischen gereinigt bzw. desinfiziert werden können, sollten sie über wasserdichte Gehäuse und glatte Oberflächen verfügen.

Der Pumpenkopf, das Bedienungs- und Signalfeld, der Netzschalter u. a. müssen gegen das Eindringen von Infusionslösungen und Desinfektionsmitteln geschützt sein. Ein Tastenfeld, das durch eine Schutzfolie abgedeckt ist, entspricht diesen Anforderungen.

Kein Tropfensensor

Bei volumengesteuerten Pumpen dient der Tropfensensor lediglich zur Überwachung der Flüssigkeitsförderung, d. h., er kontrolliert, ob in der Flasche noch Infusionslösung vorhanden ist. Da Tropfensensoren jedoch gegen vielerlei Einflüsse störempfindlich sind (beschlagene Tropfenkammer, Schräglage des Tropfensensors, Fremdlicht, Kabelbruch, usw.), wäre es wünschenswert, auf externe Tropfensensoren gänzlich zu verzichten und durch eine redundante Lufterkennung über der Schlauchführung der Pumpe zu ersetzen, da die Lufterkennungssysteme in vielen Fällen störungsfreier reagieren.

In die Gehäusewand integrierter Tropfensensor

Einige Geräte, wie die tropfengeregelten und volumenerrechnenden Infusionspumpen, können indes auf einen Tropfensensor nicht verzichten.

Die Integration des Sensors in die Gehäusewand verhindert mögliche Schräglagen, mechanische Beschädigungen wie Kabelbruch, Zerstörung durch Herunterfallen und ähnliche Defekte.

Zusätzlicher beweglicher Luftdetektor

Ein Sensor, der den Flüssigkeitstransport auf Lufteinschlüsse direkt vor dem Patienten überwacht, erhöht die Sicherheit des Patienten bei Dauerinfusionen. Da diese Detektoren mit ihrem zusätzlichen Kabel sowohl von Patienten als auch vom Personal als störend empfunden werden können, müssen Vor- und Nachteile gegenüber den fest in die Pumpe eingebauten Systemen, die unmittelbar hinter dem Förderantrieb arbeiten, im Einzelfall gegeneinander abgewogen werden.

Offenhalterate

Infusionspumpen, die eine Vorwahl der Infusionsmenge ermöglichen und mit einer Offenhalteeinrichtung ausgestattet sind, fördern nach Erreichen dieser gewünschten Menge mit einer sehr kleinen Infusionsrate (Offenhalterate) weiter. Da in der klinischen Praxis häufig mehrere Infusionen nacheinander ausgeführt werden, ist diese Einrichtung sehr sinnvoll.

Freier Durchfluß wird beim Öffnen der Pumpentür verhindert

Bei Pumpen mit Peristaltik- oder Rollenantrieb wird der freie Durchfluß zwischen Flasche und Patient meist nur durch eine in der Pumpentür befindliche Andruckplatte verhindert.

Wenn das Besteck entnommen und die Tür geöffnet werden soll, muß zuvor die Schlauchklemme des Bestecks geschlossen werden. Eine zusätzliche Vorrich-

Vergleichende Übersicht ausgewählter Ausstattungs- und Bedienungsmerkmale

	IMED 350 Controller	IVAC 231-1	Pfrimmer IDG-Constantomat	Amefa PE01/-01L	Amefa PE02/-02BL	Braun Dropmat secura	Fresenius P200	IVAC 531-1	Schiwa Schiwamatic 3000	Amefa PE03/-03L	Schiwa Schiwamatic 7000	Braun Infusomat II	Braun Infusomat secura	Fresenius VP-1000	IMED 922 TÜV	IMED 960	IMED 965 micro	IVAC 561-GG	IVAC 631-1	Braun Perfusor secura	Braun Perfusor VI	Fresenius Batterie-Injectomat 50	IVAC 701-1G	MBB-AT infuSys S1
Abwaschbare Folientastatur						●			●		●		●			●	●	●					●	●
Differenzierte Alarmanzeige	●					●					●		●		●	●	●	●					●	
Kein Tropfensensor															●	●	●							
In die Gehäusewand integrierter Tropfensensor				●	●		●			●				●										
Zusätzlicher beweglicher Luftdetektor				●	●				●	●	●							●						
Offenhalterate											●		●		●	●	●	●						
Freier Durchfluß wird beim Öffnen der P-Tür verhindert	●		●										●		●	●	●	●	●					
Möglichkeit der Bluttransfusion															●	●	●		●					
Auch als Spritzenpumpe geeignet															●	●	●							

tung, die beim Öffnen der Pumpentür den Schlauch automatisch abklemmt, erweist sich deshalb als hilfreiche Ausstattung.

Differenzierte Alarmanzeige
Da Infusionsapparate aus verschiedensten Gründen Alarm auslösen können, ist die differenzierte Alarmanzeige (Klartext, Alarmcode) eine nützliche Hilfe.

Möglichkeit der Bluttransfusion
Pumpen, die einen Kolbenantrieb aufweisen und über einen Luftsensor verfügen, der Luftblasen auch in trüben Flüssigkeiten erkennen kann, eignen sich zur Transfusion von Blutkonserven.

Auch als Spritzenpumpe geeignet
Besteht die Möglichkeit, ein Infusionsbesteck aufzutrennen und über Lüer-Lock-Verbinder Infusionsspritzen anzuschließen, ist überdies eine hohe Fördergenauigkeit bei volumengesteuerten Infusionspumpen gewährleistet, kann das Gerät als Pumpe und Spritzenpumpe verwendet werden.

2.3 Meßergebnisse – Gerätedaten

Die Standardisierung der Prüfmethoden ermöglicht einen objektiven Vergleich der Betriebsdaten und Merkmale unterschiedlicher Infusionsapparate. Grundlage unserer Geräteprüfungen ist das Prüfprogramm gemäß Kap. 3. Es wurden möglichst einfache Prüfverfahren entwickelt, damit der Medizintechniker des Krankenhauses die Prüfung der Geräte im Einzelfall auch selbst vornehmen kann.

Getestet wurde jeweils ein Infusionsapparat jedes dem tkb vom Hersteller bereitgestellten Typs auf der Grundlage national und international anerkannter Prüfmethoden für die elektrische Sicherheit medizintechnischer Geräte.

Zudem wurden zur Überprüfung medizintechnischer Parameter auch eigene Methoden entwickelt, die mit Fachleuten aus medizintechnischen Anwendungsbereichen und Prüfstellen wie dem DIN-Ausschuß für Druckinfusionsgeräte abgestimmt worden sind; die Prüfverfahren sind in den vor der Veröffentlichung stehenden Normentwurf für Druckinfusionsapparate aufgenommen worden.

Die im folgenden dargestellten Testergebnisse und Beobachtungen wurden den Herstellern zur Stellungnahme übergeben. Berechtigte Korrekturen wurden in den Gerätebeschreibungen und Datenlisten berücksichtigt, in Zweifelsfällen wurde eine Nachprüfung der Geräte vorgenommen.

Erläuterungen zu den Meßergebnissen – Gerätedaten

1 Über zusätzlichen Potentialausgleich gemessen

2 Akku nur zur Datenspeicherung und Anzeige

3 Besteck zur gewollten Druckerhöhung bei Verschluß

4 Gewollte Druckerhöhung bei Verschluß

5 Alarm (A), Stop (S), Offenhalterate (O)

6 Bei laufender Infusion nicht möglich (Infusion muß erst gestoppt werden)

7 Bei ausgeschaltetem und bei laufendem Gerät

8 Wandschienenbefestigung optionell erhältlich

9 Bzw. entsprechende Tropfenzahl

10 Bei PE-01L

11 Bei PE-02BL

12 Bauartenprüfzeichen gelb

13 Offenhalterate nur, wenn die Lufterkennung unmittelbar hinter dem Pumpenkopf erfolgt

14 Indirekt über die Tropfenrate

15 1 h bei einer Tropfenrate von 67 Tr/min

16 4 h optionell

17 Zusätzliche Bauartenprüfung

18 Bei PE-03L

19 2 h optionell

20 1 bis 600 ml/h mit Spezialbesteck

21 1 ml bei Raten <10 ml/h; 3 ml bei Raten >10 ml/h

22 Keine zeitliche Begrenzung

23 Alarm nach 8 min

24 In Verbindung mit Zusatzgerät Akkuport:
Abmessungen: 16 x 30 x 31 cm; Gewicht: 7,1 kg

25 Ab 1400 hPa Bolusbildung

26 Seit 1.1.84: 1 bis 600 ml/h

27 15 h bei 300 ml/h
25 h bei 125 ml/h
30 h bei 50 ml/h

28 Nur in Verbindung mit Zusatzgerät Akkuport

29 Indirekt über die Förderrate

30 5 h bei 999 ml/h
18 h bei 125 ml/h
24 h bei 50 ml/h

31 17 h bei 99 ml/h
22 h bei 50 ml/h
29 h bei 1 ml/h

32 Oder die eingestellte Förderrate, falls diese geringer ist

33 Einstellbar

34 Lufterkennung optionell erhältlich

35 In Verbindung mit Zusatzgerät Akkuport:
Abmessungen: 30 x 20 x 25 cm; Gewicht: 5,3 kg

36 Nur in besonderen Anwendungsfällen

37 Nur in 10 Stufen einstellbar

38 Netzbetrieb nur in Verbindung mit separatem Netzgerät

39 Gekoppelt mit Bereichsschalter

40 Schwesternruf optionell

41 Baugleich mit MGVG IP 82

42 Baugleich mit MGVG IP 83

Meßergebnisse – Gerätedaten

INFUSIONSREGLER			Hersteller: Typ:	IMED 350 Controller	IVAC 231-1	Pfrimmer IDG-Constantomat
ALLGEMEINE PARAMETER			Ärztliche Forderung			
Stromversorgung	Netz (N), Akku	(A)	N + A	N + A	N + A	N (+ A)[2)]
Akkukapazität		h	> 2	6	1	0,25[2)]
Aufladezeit		h		14	14	8
Abmessungen	B x H x T	cm		20x26x18	11x28x28	16x27x25
Gewicht		kg		3,0	4,8	6,4
Temperaturbereich		°C	+10 bis +40	+10 bis +40	+10 bis +40	+10 bis +40
Befestigungsmöglichkeit	Infusionsständer Wandschiene Tischgerät	(St) (W) (T)	St W T	St W T	St W T	St W: Option T
Regelprinzip	Membranventil el-magn. Klemme	(M) (K)		M	K	K
SICHERHEITSPARAMETER Medizinisch-technische Parameter			Ärztliche Forderung			
Schutzklasse	I, II, III		I oder II	II	I	I
Erdableitstrom		mA	< 1	0,015[1)]	0,37	0,02
Prüfzeichen	GS		GS	-	GS	GS
INFUSIONSBESTECK Medizinisch-technische Parameter			Ärztliche Forderung			
Typenbezeichnung				Accudot	alle DIN	R81 IDG[3)]
Besteckart	druckbest. DIN/Spezial		DIN	Spezial	DIN	druckbest. DIN
Druckbeständigkeit		hPa	> 200	> 5000	> 5000	> 1500
Schwerkraftinfusion möglich			ja	ja	ja	ja
FÖRDEREINHEIT Medizinisch-technische Parameter			Ärztliche Forderung			
Dosierbereich		Tr/min	1 bis 60	1 bis 99	1 bis 69	
		ml/h	5 bis 200			1 bis 299
Dosiergenauigkeit	tropfenbezogen	%	± 2	+ 0/- 0,6	+ 3,3/- 1,1	
	volumenbezogen	%	± 10			+ 4/- 1
Offenhalterate		ml/h		-	-	-
Offenhaltedauer		min		-	-	-
Einstellbare Gesamtmenge		ml		-	-	1 bis 999
Maximaler Arbeitsdruck		hPa	entfällt	entfällt	entfällt	600[4)]
Abschaltdruck		hPa	entfällt	entfällt	entfällt	340
Systemdruckerkennung			entfällt	entfällt	entfällt	entfällt
Alarmgebende Luftmenge		ml		o.A.	-	-
Statische Okklusionsfähigkeit		hPa	> 250	ja	ja	ja
Dynamische Okklusionsfähigkeit		hPa	entfällt	entfällt	entfällt	entfällt

Erläuterungen zu den Meßergebnissen und Gerätedaten S. 63

Meßergebnisse – Gerätedaten

INFUSIONSREGLER	Hersteller:	IMED	IVAC	Pfrimmer
	Typ:	350 Controller	231-1	IDG-Constantomat

BEDIENUNGS- UND AUSSTATTUNGSELEMENTE		Ärztliche Forderung	IMED	IVAC	Pfrimmer
Ein-/Ausschalter		ja	ja	ja	ja
Signallampe "Ein"		ja	-	ja	ja
Anzeige "Netz angeschlossen"		ja	ja	ja	ja
Anzeige "Batteriebetrieb"		ja	-	ja	-
Anzeige "Betriebsbereit"			-	-	ja
Anzeige "Betrieb"		ja	Tropfenfall	Tropfenfall	ja
Start-/Stoptaste		ja	-	Start	ja
Angabe der Bedienungsschritte			-	-	-
Vorwahl der Infusionsrate	Tastatur 0-9 (T) Stufenschalter (S) Potentiometer (P)		K	K	T
Vorwahl der Gesamtmenge	Kodierschalter (K) Lauftasten (L)		-	-	T
Anzeige der Infusionsrate	Ziffern der Schalter (S)		S	S	LED
Anzeige der Gesamtmenge	Zeiger (Z)		-	-	LED
Anzeige der infund. Menge	Leuchtziffern (LED)		-	-	-
Anzeige der Restmenge	(LCD)		-	-	LED
Akkutest		ja	-	-	-
Alarmquittierung			-	-	ja
Lautstärkeregler für akustischen Alarm		ja	-	-	ja
Schwesternrufanschluß		ja	ja	ja	ja
Interne Selbstüberprüfung		ja	ja	ja	ja

ALARMAUSLÖSUNG Alarmauslösende Parameter[5]	Ärztliche Forderung	IMED	IVAC	Pfrimmer
Förderratenabweichung	A, S, O	A, S	A, S	A, S
Luft im System	A, S, O	A, S	-	-
Verschluß	A, S	A, S	A, S	A, S
Zu hoher Druck	entfällt	entfällt	entfällt	entfällt
Akkuspannungsabfall	A	A	A, S	-
Infusion beendet	A, S, O	entfällt	entfällt	A, S
Infusionsrate auf Null	A	A	A	-
Verändern der Infusionsrate	A	-	-	[6]
Nicht gestartete Infusion	A	-	A	-
Falsch eingelegtes Besteck	A	A, S	A, S	A, S
Nicht aufgesetzter Tropfensensor	A	A, S	A, S	A, S
Pumpentür nicht verriegelt	A	A	A	A, S

Erläuterungen zu den Meßergebnissen und Gerätedaten S. 63

Meßergebnisse – Gerätedaten

INFUSIONSPUMPEN tropfengeregelt			Hersteller: Typ:	Amefa PE-01/-01L	Amefa PE-02B/-02BL	Braun Dropmat secura	Fresenius P 200	IVAC 531-1
ALLGEMEINE PARAMETER			Ärztliche Forderung					
Stromversorgung	Netz (N), Akku	(A)	N + A	N	N + A	N + A	N + A	N + A
Akkukapazität		h	> 2	entfällt	2	4	3	1 bis 2 [15]
Aufladezeit		h		entfällt	o.A.	20	20/40 [7]	14
Abmessungen	B x H x T	cm		17x31x22	17x31x22	13x28x26	19x27x22	11x28x28
Gewicht		kg		5,5	6,6	6,8	5,3	4,6
Temperaturbereich		°C	+10 bis +40	+10 bis +40	+ 10 bis +40	+10 bis +40	+10 bis +40	+10 bis +40
Befestigungsmöglichkeit	Infusionsständer Wandschiene Tischgerät	(St) (W) (T)	St W T	St T	St T	St W T	St W [8] T	St W T
Förderprinzip	Peristaltik Kolben Rollen	(P) (K) (R)		P	P	P	P	P
SICHERHEITSPARAMETER Medizinisch-technische Parameter			Ärztliche Forderung					
Schutzklasse	I, II, III		I oder II	I	I	I	I	I
Erdableitstrom		mA	<1	0,018	0,032	0,01	0,016	0,24
Prüfzeichen	GS		GS	GS	[12]	GS	GS	GS
INFUSIONSBESTECK Medizinisch-technische Parameter			Ärztliche Forderung					
Typenbezeichnung				0 400 95	0 400 95	Dropmat Ltg.	RS 82 P	IVAC Serie 72/76
Besteckart	druckbest. DIN/Spezial		druckbest. DIN	druckbest. DIN	druckbest. DIN	Spezial	druckbest. DIN	druckbest. DIN
Druckbeständigkeit		hPa	>1500	>5000	> 5000	> 5000	>5000	>5000
Schwerkraftinfusion möglich			ja	ja	ja	ja	ja	ja
FÖRDEREINHEIT Medizinisch-technische Parameter			Ärztliche Forderung					
Dosierbereich		Tr/min	1 bis 100	1 bis 99	1 bis 99	1 bis 99	1 bis 99	1 bis 99
		ml/h	5 bis 300					
Dosiergenauigkeit	tropfenbezogen	%	± 1	+ 1,4/- 0,5	+ 1,4/- 1,2	+ 8,4/ 0	+ 0,2/- 0,3	+ 3/- 3
	volumenbezogen	%	± 10					
Offenhalterate		ml/h	> 1 [9]	-	-	-	-	-
Offenhaltedauer		min	> 15	-	-	-	-	-
Einstellbare Gesamtmenge		ml	-	-	-	-	-	-
Maximaler Arbeitsdruck		hPa	≤1000	700	730	680	770	680
Abschaltdruck		hPa	≤1000	800	900	3400	2430	6700
Systemdruckerkennung			ja	indirekt	indirekt	indirekt	indirekt	-
Alarmgebende Luftmenge		ml	0,5	0,01 [10]	0,01 [11]	0,3	-	-
Statische Okklusionsfähigkeit		hPa	> 250	-	ja	ja	ja	ja
Dynamische Okklusionsfähigkeit		hPa	> 250	-	-	ja	ja	ja

Erläuterungen zu den Meßergebnissen und Gerätedaten S. 63

tkb Meßergebnisse – Gerätedaten

INFUSIONSPUMPEN tropfengeregelt		Hersteller: Typ:	Amefa PE-01/-01L	Amefa PE-02B/-02BL	Braun Dropmat secura	Fresenius P 200	IVAC 531-1
BEDIENUNGS- UND AUSSTATTUNGSELEMENTE		Ärztliche Forderung					
Ein-/Ausschalter		ja	ja	ja	ja	ja	ja
Signallampe "Ein"		ja	ja	ja	LED	ja	ja
Anzeige "Netz angeschlossen"		ja	-	-	ja	ja	ja
Anzeige "Batteriebetrieb"		ja	entfällt	ja	ja	ja	ja
Anzeige "Betriebsbereit"			ja	ja	ja	ja	-
Anzeige "Betrieb"		ja	Tropfenfall	Tropfenfall	ja	Tropfenfall	Tropfenfall
Start-/Stoptaste		ja	Start	Start	ja	Start	Start
Angabe der Bedienungsschritte			-	-	-	-	-
Vorwahl der Infusionsrate	Tastatur 0-9 (T) Stufenschalter (S) Potentiometer (P)		K	K	T	K	K
Vorwahl der Gesamtmenge	Kodierschalter (K) Lauftasten (L)		-	-	-	-	-
Anzeige der Infusionsrate	Ziffern der Schalter (S)		S	S	LED	S	S
Anzeige der Gesamtmenge	Zeiger (Z)		-	-	-	-	-
Anzeige der infund. Menge	Leucht- (LED) ziffern (LCD)		LED	LED	-	LCD	-
Anzeige der Restmenge			-	-	-	-	-
Akkutest		ja	entfällt	ja	ja	-	-
Alarmquittierung			-	-	ja, 2 min	-	-
Lautstärkeregler für akustischen Alarm		ja	-	-	-	-	-
Schwesternrufanschluß		ja	ja	ja	ja	ja	ja
Interne Selbstüberprüfung		ja	-	ja	ja	ja	ja
ALARMAUSLÖSUNG Alarmauslösende Parameter[5]		Ärztliche Forderung					
Förderratenabweichung		A, S, O	A, S	A, S	A, S	A, S	A, S
Luft im System		A, S, O[13]	A, S[10]	A, S[11]	A, S	-	-
Verschluß		A, S	A, S	A, S	A, S	A, S	A, S
Zu hoher Druck		A, S	A, S[14]	A, S[14]	A, S[14]	A, S[14]	-
Akkuspannungsabfall		A	entfällt	A, S	A	A	A, S
Infusion beendet		A, S, O	entfällt	entfällt	entfällt	entfällt	entfällt
Infusionsrate auf Null		A	A	A	A	A	A[23]
Verändern der Infusionsrate		A	-	-	6)	-	-
Nicht gestartete Infusion		A	A	A	A nach 2 min	A	A[23]
Falsch eingelegtes Besteck		A	A, S	A, S	A, S	A	A
Nicht aufgesetzter Tropfensensor		A	A, S	A, S	A, S	A	A, S
Pumpentür nicht verriegelt		A	A, S	A, S	-	-	-

Erläuterungen zu den Meßergebnissen und Gerätedaten S. 63

Meßergebnisse – Gerätedaten

INFUSIONSPUMPEN tropfengeregelt								
			Hersteller: Typ:	Schiwa[41] Schiwamatic 3000	Amefa PE-03/-03L	Schiwa[42] Schiwamatic 7000		
ALLGEMEINE PARAMETER			Ärztliche Forderung					
Stromversorgung	Netz (N), Akku	(A)	N + A	N + A	N	N + A		
Akkukapazität		h	> 2	1/4[16]	entfällt	0,5/2[19]		
Aufladezeit		h		o.A.	entfällt	o.A.		
Abmessungen	B x H x T	cm		17x25x18	17x31x22	17x15x18		
Gewicht		kg		4,5	6,4	4,7		
Temperaturbereich		°C	+10 bis +40	+10 bis +40	+10 bis +40	+10 bis +40		
Befestigungsmöglichkeit	Infusionsständer Wandschiene Tischgerät	(St) (W) (T)	St W T	St T	St T	St T		
Förderprinzip	Peristaltik Kolben Rollen	(P) (K) (R)		P	P	P		
SICHERHEITSPARAMETER Medizinisch-technische Parameter			Ärztliche Forderung					
Schutzklasse	I, II, III		I oder II	II	I	II		
Erdableitstrom		mA	< 1	0,03[1]	0,029	0,03[1]		
Prüfzeichen	GS		GS	GS[17]	GS	GS[17]		
INFUSIONSBESTECK Medizinisch-technische Parameter			Ärztliche Forderung					
Typenbezeichnung				SM 522	0 400 95	SM 522		
Besteckart	druckbest. DIN/Spezial		druckbest. DIN	druckbest. DIN	druckbest. DIN	druckbest. DIN/Spezial		
Druckbeständigkeit		hPa	> 1500	> 5000	> 5000	> 5000		
Schwerkraftinfusion möglich			ja	ja	ja	ja		
FÖRDEREINHEIT Medizinisch-technische Parameter			Ärztliche Forderung					
Dosierbereich		Tr/min	1 bis 100	1 bis 99				
		ml/h	5 bis 300		1 bis 499	1 bis 400[20]		
Dosiergenauigkeit	tropfenbezogen	%	± 1	+ 8,3/- 4				
	volumenbezogen	%	± 10		+ 7,4/- 2,5	+ 4/- 5,3		
Offenhalterate		ml/h	> 1[9]	-	-	1/3 [21]		
Offenhaltedauer		min	> 15	-	-	[22]		
Einstellbare Gesamtmenge		ml	-	-	-	9999		
Maximaler Arbeitsdruck		hPa	≤ 1000	2800	1000	1120		
Abschaltdruck		hPa	≤ 1000	3000	1330	2360		
Systemdruckerkennung			ja	indirekt	indirekt	indirekt		
Alarmgebende Luftmenge		ml	0,5	o.A.	0,01[18]	o.A.		
Statische Okklusionsfähigkeit		hPa	> 250	ja	ja	ja		
Dynamische Okklusionsfähigkeit		hPa	> 250	ja	ja	ja		

Erläuterungen zu den Meßergebnissen und Gerätedaten S. 63

Meßergebnisse – Gerätedaten

INFUSIONSPUMPEN tropfengeregelt		Hersteller: / Typ:	Schiwa[41] Schiwamatic 3000	Amefa PE-03/-03L	Schiwa[42] Schiwamatic 7000		
BEDIENUNGS- UND AUSSTATTUNGSELEMENTE		Ärztliche Forderung					
Ein-/Ausschalter		ja	ja	ja	ja		
Signallampe "Ein"		ja	LED	ja	LED		
Anzeige "Netz angeschlossen"		ja	ja	-	ja		
Anzeige "Batteriebetrieb"		ja	ja	entfällt	ja		
Anzeige "Betriebsbereit"			ja	ja	ja		
Anzeige "Betrieb"		ja	Tropfenfall	Tropfenfall	ja		
Start-/Stoptaste		ja	ja	Start	ja		
Angabe der Bedienungsschritte			-	-	ja		
Vorwahl der Infusionsrate	Tastatur 0-9 (T) Stufenschalter (S) Potentiometer (P) Kodierschalter (K) Lauftasten (L)		T	K	T		
Vorwahl der Gesamtmenge			-	-	T		
Anzeige der Infusionsrate	Ziffern der Schalter (S) Zeiger (Z) Leuchtziffern (LED) (LCD)		LED	S	LED		
Anzeige der Gesamtmenge			-	-	LED		
Anzeige der infund. Menge			-	LED	LED		
Anzeige der Restmenge			-	-	LED		
Akkutest		ja	-	entfällt	-		
Alarmquittierung			ja	-	ja		
Lautstärkeregler für akustischen Alarm		ja	-	-	-		
Schwesternrufanschluß		ja	ja	ja	ja		
Interne Selbstüberprüfung		ja	ja	ja	ja		
ALARMAUSLÖSUNG Alarmauslösende Parameter[5]		Ärztliche Forderung					
Förderratenabweichung		A, S, O	A, S	A, S	A, S		
Luft im System		A, S, O[13]	A, S	A, S[18]	A, S		
Verschluß		A, S	A, S	A, S	A, S		
Zu hoher Druck		A, S	A, S[14]	A, S[14]	A,S[14]		
Akkuspannungsabfall		A	A	entfällt	A, S		
Infusion beendet		A, S, O	entfällt	entfällt	A, O		
Infusionsrate auf Null		A	-	-	A		
Verändern der Infusionsrate		A	[6]	-	[6]		
Nicht gestartete Infusion		A	A nach 20s	A	A nach 20s		
Falsch eingelegtes Besteck		A	A, S	A, S	A, S		
Nicht aufgesetzter Tropfensensor		A	A, S	A, S	A, S		
Pumpentür nicht verriegelt		A	A, S	A, S	A, S		

Erläuterungen zu den Meßergebnissen und Gerätedaten S. 63

tkb Meßergebnisse – Gerätedaten

INFUSIONSPUMPEN volumengesteuert			Hersteller: Typ:	Braun Infusomat II	Braun Infusomat secura	Fresenius VP-1000	IMED 922 TÜV	IMED 960
ALLGEMEINE PARAMETER			Ärztliche Forderung					
Stromversorgung	Netz (N), Akku	(A)		N (+ A)[24]	N + A	N + A	N + A	N + A
Akkukapazität		h	> 2	(3,5)[24]	3,5	1,5	15/30[27]	5/24[30]
Aufladezeit		h		(16)[24]	20	o.A.	16	16
Abmessungen	B x H x T	cm		16x25x31[24]	13x27x26	19x28x22	18x36x18	28x29x14
Gewicht		kg		5,3[24]	6,8	4,6	5,6	7,4
Temperaturbereich		°C	+10 bis +40	+10 bis +40	+10 bis +40	+10 bis +40	+10 bis +40	+10 bis +40
Befestigungsmöglichkeit	Infusionsständer Wandschiene Tischgerät	(St) (W) (T)	St W T	St W T	St W T	St W[8] T	St W T	St W T
Förderprinzip	Peristaltik Kolben Rollen	(P) (K) (R)		R	P	P	K	K
SICHERHEITSPARAMETER Medizinisch-technische Parameter			Ärztliche Forderung					
Schutzklasse	I, II, III		I oder II	I	I	I	II	II
Erdableitstrom		mA	< 1	0,018	0,01	0,016	0,016[1]	0,016[1]
Prüfzeichen	GS		GS	GS	GS	GS	GS	GS
INFUSIONSBESTECK Medizinisch-technische Parameter			Ärztliche Forderung					
Typenbezeichnung				Infusomat-Leitung	Infusomat-Leitung	VS 1 od. VS 2	Accuset C-924	Accuset C-924
Besteckart	druckbest. DIN/Spezial		druckbest. DIN	Spezial	Spezial	Spezial	Spezial	Spezial
Druckbeständigkeit		hPa	> 1500	1400[25]	1400[25]	1600	> 5000	> 5000
Schwerkraftinfusion möglich			ja	ja	ja	ja	nein	nein
FÖRDEREINHEIT Medizinisch-technische Parameter			Ärztliche Forderung					
Dosierbereich		ml/h	5 bis 300	1 bis 999	1 bis 400[26]	1 bis 999	1 bis 799	1 bis 999
Dosiergenauigkeit	volumenbezogen	%	± 5	+ 3/- 3,6	+ 4,6/- 5,0	+ 5,5/- 6,2	+ 1,8/- 1,0	+ 1,8/- 1
Offenhalterate		ml/h	> 1	-	1	-	1	1
Offenhaltedauer		min	> 15	-	30	-	22)	22)
Einstellbare Gesamtmenge		ml	-	-	9999	9990	799	9999
Maximaler Arbeitsdruck		hPa	≤ 1000	1130	1120	1300	2500	2500
Abschaltdruck		hPa	≤ 1000	1270	1320	1250	2000	2000
Systemdruckerkennung			ja	indirekt	indirekt	indirekt	indirekt	indirekt
Alarmgebende Luftmenge		ml	0,5	-	0,3	-	0,045	0,045
Statische Okklusionsfähigkeit		hPa	> 250	ja	ja	ja	ja	ja
Dynamische Okklusionsfähigkeit		hPa	> 250	ja	ja	ja	ja	ja

Erläuterungen zu den Meßergebnissen und Gerätedaten S. 63

Meßergebnisse – Gerätedaten

INFUSIONSPUMPEN volumengesteuert	Hersteller: Typ:	Braun Infusomat II	Braun Infusomat secura	Fresenius VP-1000	IMED 922 TÜV	IMED 960
BEDIENUNGS- UND AUSSTATTUNGSELEMENTE	**Ärztliche Forderung**					
Ein-/Ausschalter	ja	ja	ja	ja	ja	ja
Signallampe "Ein"	ja	ja	LED	ja	ja	LCD
Anzeige "Netz angeschlossen"	ja	ja	ja	ja	-	ja
Anzeige "Batteriebetrieb"	ja	entfällt	ja	ja	-	ja
Anzeige "Betriebsbereit"		-	ja	-	ja	-
Anzeige "Betrieb"	ja	ja	ja	Tropfenfall	ja	ja
Start-/Stoptaste	ja	ja	ja	Start	Start	Start
Angabe der Bedienungsschritte		-	-	-	-	-
Vorwahl der Infusionsrate (Tastatur 0-9 (T), Stufenschalter (S), Potentiometer (P), Kodierschalter (K), Lauftasten (L))		K	T	K	K	K
Vorwahl der Gesamtmenge		-	T	K	K	K
Anzeige der Infusionsrate (Ziffern der Schalter (S), Zeiger (Z), Leuchtziffern (LED) (LCD))		S	LED	S	S	S
Anzeige der Gesamtmenge		-	LED	S	S	S
Anzeige der infund. Menge		-	-	-	-	LCD
Anzeige der Restmenge		-	LED	-	-	-
Akkutest	ja	entfällt[28]	ja	-	-	-
Alarmquittierung		-	ja, 2 min	-	ja, 2 min	ja, 2 min
Lautstärkeregler für akustischen Alarm	ja	-	-	-	2 Stufen	-
Schwesternrufanschluß	ja	ja	ja	ja	ja	ja
Interne Selbstüberprüfung	ja	ja	ja	-	ja	ja
ALARMAUSLÖSUNG Alarmauslösende Parameter[5]	**Ärztliche Forderung**					
Förderratenabweichung	A, S, O	A, S	A, S	A, S	A, S	A, S
Luft im System	A, S, O[13]	-	A, S	-	A, S	A, S
Verschluß	A, S	A, S	A, S	A, S	A, S	A, S
Zu hoher Druck	A, S	A, S[29]	A, S[29]	A, S[29]	A, S	A, S
Akkuspannungsabfall	A	entfällt[28]	A	A	A	A
Infusion beendet	A, S, O	entfällt	A, O	A, S	A, O	A, O
Infusionsrate auf Null	A	A	A	A	A	A
Verändern der Infusionsrate	A	-	[6]	-	A	A
Nicht gestartete Infusion	A	A nach 3 s	A nach 2 min	A	A nach 45 s	A nach 45 s
Falsch eingelegtes Besteck	A	A, S	A, S	A, S	A	A, S
Nicht aufgesetzter Tropfensensor	A	A, S	A, S	A, S	entfällt	entfällt
Pumpentür nicht verriegelt	A	-	-	-	entfällt	A, S

Erläuterungen zu den Meßergebnissen und Gerätedaten S. 63

Meßergebnisse – Gerätedaten

INFUSIONSPUMPEN volumengesteuert			Hersteller: Typ:	IMED 965 micro	IVAC 561-GG	IVAC 631-1
ALLGEMEINE PARAMETER			Ärztliche Forderung			
Stromversorgung	Netz (N), Akku	(A)		N + A	N + A	N + A
Akkukapazität		h	> 2	17/29[31)]	7	5
Aufladezeit		h		16	> 3	15
Abmessungen	B x H x T	cm		28x29x14	12x31x22	11x28x28
Gewicht		kg		7,4	6,4	4,7
Temperaturbereich		°C	+10 bis +40	+10 bis +40	+10 bis +40	+10 bis +40
Befestigungsmöglichkeit	Infusionsständer Wandschiene Tischgerät	(St) (W) (T)	St W T	St W T	St W T	St W T
Förderprinzip	Peristaltik Kolben Rollen	(P) (K) (R)		K	P	K
SICHERHEITSPARAMETER Medizinisch-technische Parameter			Ärztliche Forderung			
Schutzklasse	I, II, III		I oder II	II	I	I
Erdableitstrom		mA	< 1	0,016[1)]	0,34	0,33
Prüfzeichen	GS		GS	GS	GS	GS
INFUSIONSBESTECK Medizinisch-technische Parameter			Ärztliche Forderung			
Typenbezeichnung				Accuset C-964	IVAC Serie 52	IVAC Serie 62
Besteckart	druckbest. DIN/Spezial		druckbest. DIN	Spezial	Spezial	Spezial
Druckbeständigkeit		hPa	> 1500	> 5000	1750	2500
Schwerkraftinfusion möglich			ja	nein	ja	ja
FÖRDEREINHEIT Medizinisch-technische Parameter			Ärztliche Forderung			
Dosierbereich		ml/h	5 bis 300	0,1 bis 99,9	1 bis 499	1 bis 999
Dosiergenauigkeit	volumenbezogen	%	± 5	+ 0,5/- 5	+ 3,4/- 2	- 0,1/- 3
Offenhalterate		ml/h	> 1	0,1	5[32)]	-
Offenhaltedauer		min	> 15	22)	22)	-
Einstellbare Gesamtmenge		ml	-	999,9	9999	99999
Maximaler Arbeitsdruck		hPa	≤ 1000	500	660	2270
Abschaltdruck		hPa	≤ 1000	1200	0 bis 660[33)]	2500[33)]
Systemdruckerkennung			ja	indirekt	direkt	indirekt
Alarmgebende Luftmenge		ml	0,5	0,045	0,008	-
Statische Okklusionsfähigkeit		hPa	> 250	ja	ja	ja
Dynamische Okklusionsfähigkeit		hPa	> 250	ja	ja	ja

Erläuterungen zu den Meßergebnissen und Gerätedaten S. 63

Meßergebnisse – Gerätedaten

INFUSIONSPUMPEN volumengesteuert		Hersteller:	IMED	IVAC	IVAC
		Typ:	965 micro	561-GG	631-1
BEDIENUNGS- UND AUSSTATTUNGSELEMENTE		**Ärztliche Forderung**			
Ein-/Ausschalter		ja	ja	ja	ja
Signallampe "Ein"		ja	LCD	LED	LED
Anzeige "Netz angeschlossen"		ja	ja	ja	ja
Anzeige "Batteriebetrieb"		ja	ja	ja	ja
Anzeige "Betriebsbereit"			-	ja	ja
Anzeige "Betrieb"		ja	ja	ja	ja
Start-/Stoptaste		ja	Start	ja	ja
Angabe der Bedienungsschritte			-	ja	ja
Vorwahl der Infusionsrate	Tastatur 0-9 (T) Stufenschalter (S) Potentiometer (P)		K	L	K
Vorwahl der Gesamtmenge	Kodierschalter (K) Lauftasten (L)		K	L	-
Anzeige der Infusionsrate	Ziffern der Schalter (S)		S	LED	S
Anzeige der Gesamtmenge	Zeiger (Z)		S	LED	-
Anzeige der infund. Menge	Leucht-ziffern (LED) (LCD)		LCD	LED	LED
Anzeige der Restmenge			-	-	-
Akkutest		ja	-	-	-
Alarmquittierung			ja, 2 min	-	-
Lautstärkeregler für akustischen Alarm		ja	-	-	-
Schwesternrufanschluß		ja	ja	ja	ja
Interne Selbstüberprüfung		ja	ja	ja	ja

ALARMAUSLÖSUNG Alarmauslösende Parameter[5]	Ärztliche Forderung	IMED 965 micro	IVAC 561-GG	IVAC 631-1
Förderratenabweichung	A, S, O	A, S	A, S	A, S
Luft im System	A, S, O[13]	A, S	A, S[34]	-
Verschluß	A, S	A, S	A, S	A, S
Zu hoher Druck	A, S	A, S	A, S	A, S
Akkuspannungsabfall	A	A	A, S	A, S
Infusion beendet	A, S, O	A, O	A, O	-
Infusionsrate auf Null	A	A	A	A
Verändern der Infusionsrate	A	A	[6]	[6]
Nicht gestartete Infusion	A	A nach 45 s	A	A
Falsch eingelegtes Besteck	A	A, S	A, S	A, S
Nicht aufgesetzter Tropfensensor	A	entfällt	A, S	A, S
Pumpentür nicht verriegelt	A	A, S	A, S	A, S

Erläuterungen zu den Meßergebnissen und Gerätedaten S. 63

Meßergebnisse – Gerätedaten

INFUSIONSSPRITZENPUMPEN			Hersteller: Typ:	Braun Perfusor secura	Braun Perfusor VI	Fresenius Batterie-injectomat	IVAC 701-1G	MBB-AT infuSys S1
ALLGEMEINE PARAMETER			Ärztliche Forderung					
Stromversorgung	Netz (N), Akku	(A)		N (+ A)[35]	N	(N +) A[38]	N + A	N + A
Akkukapazität		h	> 2	1,5[35]	entfällt	8	8	0,3
Aufladezeit		h		16[35]	entfällt	12/24[7]	> 3	5
Abmessungen	B x H x T	cm		30x15x25[35]	29x15x19	26x11x16	31x11x12	9x45x24
Gewicht		kg		3,5[35]	3,9	1,3	3,2	4,5
Temperaturbereich		°C	+10 bis +40	+10 bis +40	+10 bis +40	0 bis +50	+10 bis +40	+10 bis +40
Befestigungsmöglichkeit	Infusionsständer Wandschiene Tischgerät	(St) (W) (T)	St W T	St W T	St W T	St od. W T	St W T	St W T
SICHERHEITSPARAMETER Medizinisch-technische Parameter			Ärztliche Forderung					
Schutzklasse	I, II, III		I oder II	I	I	III	I	II
Erdableitstrom		mA	< 1	0,215	0,023	entfällt	0,3	entfällt
Prüfzeichen	GS		GS	GS	GS	GS	GS	GS
INFUSIONSSPRITZEN Medizinisch-technische Parameter			Ärztliche Forderung					
Typenbezeichnung				Perfusor-Spritze Perfusor-Leitung	Perfusor-Spritze Perfusor-Leitung	Infusomat-Spritze Infusomat-Leitung	IVAC Spritze 50 ml Leitung Serie 30	Perfusor-Spritze Perfusor-Leitung
Inhalt der Spritzen		ml	25, 50	25 od. 50	10, 20, 25 od. 50	50	50	50
Anzahl der Spritzen			1	1 od. 2	1 od. 2	1	1	1
Verwendung von Glasspritzen			ja[36]	ja	ja	-	-	-
FÖRDEREINHEIT Medizinisch-technische Parameter			Ärztliche Forderung					
Dosierbereich		ml/h	0,1 bis 50	0,1 bis 99,9	0,6 bis 600[37]	1 bis 100	0,1 bis 99,9	1 bis 299
Dosiergenauigkeit	volumenbezogen	%	± 2	+ 1,2/- 5,4	+ 1,9 / 0	+ 2,3/- 2,8	+ 2,6/- 4,6	+ 3,6/- 2,9
Offenhalterate		ml/h	-	-	-	-	-	-
Offenhaltedauer		min	-	-	-	-	-	-
Einstellbare Gesamtmenge		ml	-	-	-	-	-	-
Maximaler Arbeitsdruck		hPa	≤1000	290	1460	230	260	280
Abschaltdruck		hPa	≤1000	1400	2930	2000	530	880
Systemdruckerkennung			ja	indirekt	-	indirekt	direkt	indirekt
Alarmgebende Luftmenge		ml	-	-	-	-	-	-
Statische Okklusionsfähigkeit		hPa	entfällt	entfällt	entfällt	entfällt	entfällt	entfällt
Dynamische Okklusionsfähigkeit		hPa	entfällt	entfällt	entfällt	entfällt	entfällt	entfällt

Erläuterungen zu den Meßergebnissen und Gerätedaten S. 63

tkb Meßergebnisse – Gerätedaten

INFUSIONSSPRITZENPUMPEN	Hersteller:	Braun	Braun	Fresenius	IVAC	MBB-AT
	Typ:	Perfusor secura	Perfusor VI	Batterie-injectomat	701-1G	infuSys S1
BEDIENUNGS- UND AUSSTATTUNGSELEMENTE	**Ärztliche Forderung**					
Ein-/Ausschalter	ja	Start/Stop	ja	ja[39)]	ja	ja
Signallampe "Ein"	ja	ja	ja	ja	LED	ja
Anzeige "Netz angeschlossen"	ja	-	-	ja	ja	ja
Anzeige "Batteriebetrieb"	ja	ja[35)]	entfällt	-	ja	ja
Anzeige "Betriebsbereit"		-	-	-	ja	-
Anzeige "Betrieb"	ja	ja	ja	ja	ja	ja
Start-/Stoptaste	ja	-	-	-	ja	ja
Angabe der Bedienungsschritte		-	-	-	ja	-
Vorwahl der Infusionsrate (Tastatur 0-9 (T), Stufenschalter (S), Potentiometer (P), Kodierschalter (K), Lauftasten (L))		K	S	S + P	L	L
Vorwahl der Gesamtmenge		-	-	-	-	-
Anzeige der Infusionsrate (Ziffern der Schalter (S), Zeiger (Z), Leuchtziffern (LED) (LCD))		S	Z	Z	LED	LCD
Anzeige der Gesamtmenge		-	-	-	-	-
Anzeige der infund. Menge		-	-	-	LED	-
Anzeige der Restmenge		-	-	-	-	-
Akkutest	ja	ja[35)]	entfällt	ja	-	-
Alarmquittierung		-	-	-	-	ja
Lautstärkeregler für akustischen Alarm	ja	-	-	-	-	-
Schwesternrufanschluß	ja	ja	ja	ja	ja[40)]	ja
Interne Selbstüberprüfung	ja	ja	-	ja	ja	ja
ALARMAUSLÖSUNG Alarmauslösende Parameter[5)]	**Ärztliche Forderung**					
Förderratenabweichung	A, S, O	A, S	-	A, S	A, S	A, S
Luft im System		-	-	-	-	-
Verschluß	A, S	A, S	-	A, S	A, S	A, S
Zu hoher Druck	A, S	A, S	-	A, S	A, S	A, S
Akkuspannungsabfall	A	A, S[35)]	entfällt	A, S	A, S	A, S
Infusion beendet	A, S, O	A, S	A, S	A, S	A, S	A, S
Infusionsrate auf Null	A	A	-	-	A	A
Verändern der Infusionsrate	A	A, S	-	-	6)	6)
Nicht gestartete Infusion	A	-	-	-	A nach 2 min	A
Falsch eingelegte Spritze	A	-	-	-	A, S	A
Spritzenhalterung nicht verriegelt	A	-	-	-	A, S	A

Erläuterungen zu den Meßergebnissen und Gerätedaten S. 63

3 Prüfprogramm

3.1 Testkriterien und Ausstattungsmerkmale

3.1.1 Allgemeine Parameter

Stromversorgung
Eine Stromversorgung über Netzanschluß erweist sich für den stationären Normalgebrauch der Infusionsapparate im allgemeinen als ausreichend, da sie z.B. in den Betriebsstellen Operation und Intensivmedizin zusätzlich durch Anschluß an die Notstromversorgung gesichert ist.

In einigen Fällen ist die Ausstattung der Geräte mit einem Akku erforderlich; etwa bei der Druckinfusion während des Transportes eines Patienten oder zur Aufrechterhaltung elektronisch gespeicherter Betriebsdaten (z.B. Infusionsrate).

Akkukapazität und Ladezeit
Um die Mobilität des Patienten zu erhöhen und seinen sicheren Transport innerhalb und außerhalb des Krankenhauses zu gewährleisten, sollte der Akku das Gerät bei max. Förderrate ca. 2 Stunden versorgen können.

Die Aufladezeit wird vom Batterietyp und der Ladekapazität des Akkus bestimmt. Die am häufigsten angewendeten NiCd-Akkus sollten mit einem maximalen Ladestrom von 1/10 der angegebenen Ampere-Stunden geladen werden (z.B. Ladekapazität 400 mA ≙ Ladestrom 40 mA über 10 h).

NiCd-Zellen mit Sinterelektroden können dagegen mit mehrfachem Ladestrom gespeist werden. Diese Akkus eignen sich besonders für eine kurzzeitige Ladung mit höheren Strömen.

Schnelladegeräte sollten mit einer automatischen Temperaturüberwachung ausgerüstet sein, die einen den Akku zerstörenden Wärmestau rechtzeitig erkennt.

Die Lebensdauer eines Akkus wird durch regelmäßigen Netzanschluß verlängert. Eine periodische Wartung der Geräte zur Sicherstellung eines störungsfreien Betriebes ist anzuraten.

Abmessungen und Gewicht
Größe, Form und Gewicht des Infusionsapparates bestimmen Unterbringungs- und Transportmöglichkeiten sowie die richtige Dimensionierung der Tragkonstruktion zur Befestigung der Geräte an Ständern und Wandschienen. Die Tragkonstruktion sollte für alle denkbaren Maximalbelastungen ausgelegt sein.

Gewichts- und Gehäuseabmessungen sind einschließlich der nicht abnehmbaren, hervorstehenden Teile wie Griffe, Halterungen und Klemmschrauben angegeben; Kurzstative und andere Anbauteile sind nicht enthalten.

Temperaturbereich
Gemäß den VDE-Bestimmungen (0750 Teil 1/05.82) müssen die Infusionsapparate als elektromedizinische Geräte bei Temperaturen zwischen + 10 und + 40 °C zuverlässig arbeiten. Ihre Betriebsdaten dürfen keine über den Toleranzgrenzen liegenden Veränderungen aufweisen. Infusionsapparate, die außerhalb geschlossener Räume eingesetzt werden, z.B. im Rettungswesen, sollten überdies einen zuverlässigen Betrieb bis −10 °C gewährleisten.

Befestigungsmöglichkeit und Standsicherheit
In der Handhabung einfache, aber trotzdem sichere Befestigungsmöglichkeiten an Infusionsständern und Wandschienensystemen sind notwendig, damit die Patienten durch Umkippen oder Herunterfallen der in unmittelbarer Nähe aufgebauten Geräte nicht gefährdet werden. Daher darf das Gerät bei Wandschienen-Systemen nicht unbeabsichtigt ausgehängt werden können.

Infusionsständer müssen eine hohe Standfestigkeit aufweisen, die Befestigung der Infusionsapparate an dem Ständer sollte über eine formschlüssige Verbindung erfolgen.

Förderprinzip
Bei Infusionspumpen unterscheidet man Rollenpumpen, Peristaltikpumpen und Kolbenpumpen.

Abbildung 3.1 verdeutlicht das Prinzip einer Rollenpumpe: Rollen, die auf dem äußeren Rand eines sich drehenden Rades angebracht sind, drücken nacheinander auf den flexiblen Schlauch des Infusionsbestecks, so daß die kreisförmige Bewegung eine kontinuierliche Flüssigkeitsförderung nach sich zieht.

Abbildung 3.2 verdeutlicht das Prinzip einer peristaltischen oder Fingerpumpe: Nebeneinander angeordnete Fingerelemente drücken in Förderrichtung nacheinander auf den flexiblen Schlauch des Infusionsbestecks.

Abbildung 3.3 verdeutlicht das Prinzip einer Kolbenpumpe: Hierbei wird die Infusionslösung durch den Kolbenhub zunächst angesaugt und dann in das zum Patienten führende Schlauchsystem gepreßt. Bei Kolbenpumpen ist die Flüssigkeitsförderung diskontinuierlich, da sie durch das periodische Auffüllen des Kolbens kurzzeitig unterbrochen wird.

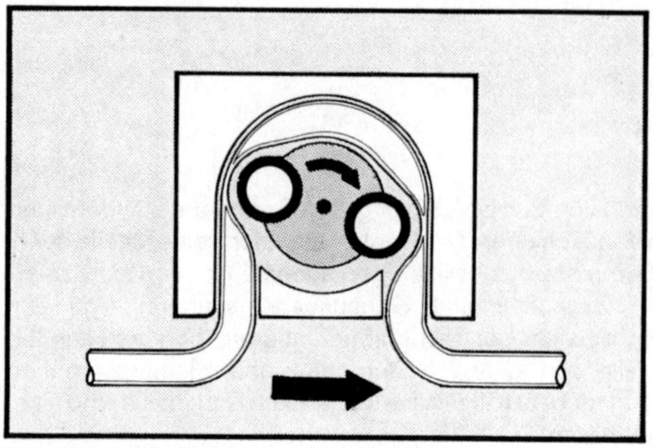

Abb. 3.1 Förderprinzip einer Rollenpumpe

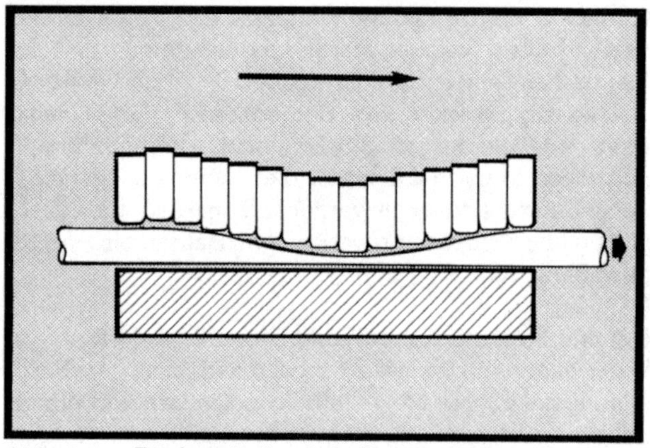

Abb. 3.2 Förderprinzip einer Peristaltikpumpe

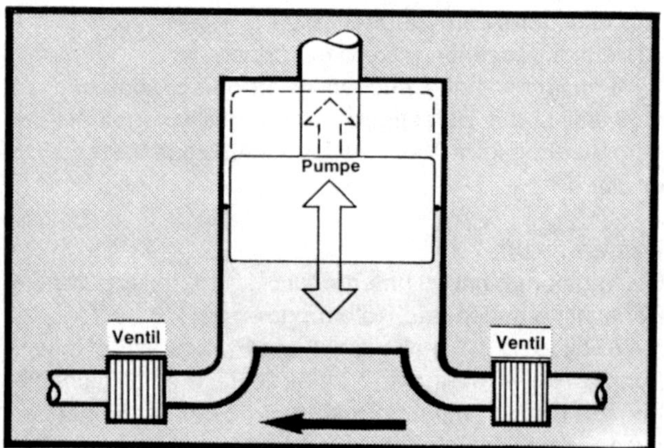

Abb. 3.3 Förderprinzip einer Kolbenpumpe

Arbeits- und Regelprinzip

Infusionspumpen werden mit Tropfenregelung oder Volumensteuerung angeboten. Während die eingestellte Tropfenrate bei der Tropfenregelung gemessen und konstant gehalten wird (Abb. 3.4), fördern die volumengesteuerten Pumpen unter Konstanthaltung der Drehzahl des Antriebs (Abb. 3.5).

Tropfengeregelte Pumpen haben den Nachteil, daß das Volumen der Tropfen durch verschiedene Einflüsse schwankt, wodurch nur eine geringe Fördergenauigkeit zu erreichen ist; daß bei diesen Pumpen in der Regel die

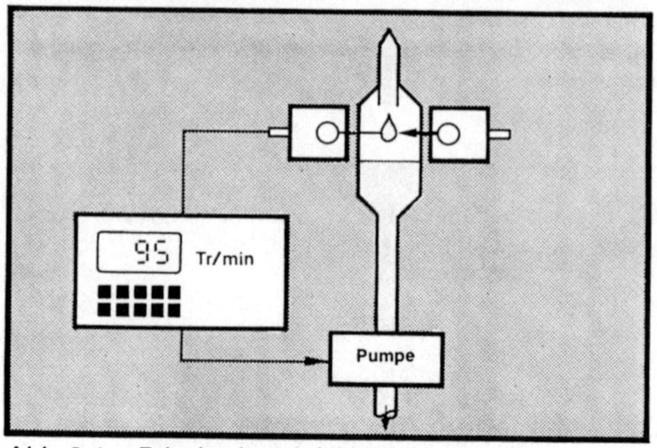

Abb. 3.4 Prinzip eines Infusionssystems mit tropfengeregelter Infusionspumpe

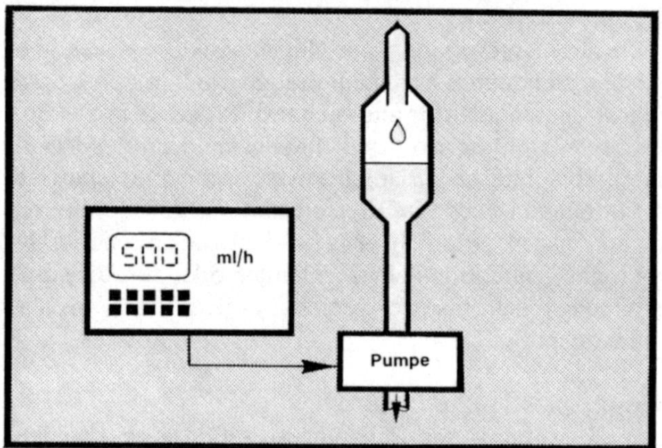

Abb. 3.5 Prinzip eines Infusionssystems mit volumengesteuerter Infusionspumpe

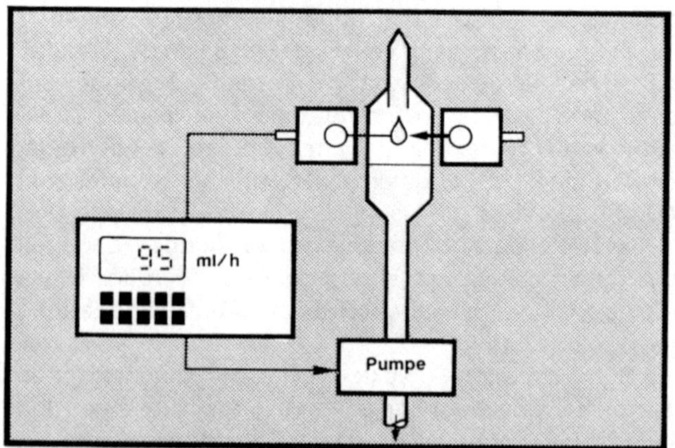

Abb. 3.6 Prinzip eines Infusionssystems mit volumenerrechnender Infusionspumpe

preisgünstigen druckbeständigen DIN-Bestecke verwendet werden können, erweist sich als ihr Vorteil.

Volumengesteuerte Pumpen benötigen für den einwandfreien Betrieb in der Regel teurere Spezialbestecke mit kalibriertem Präzisionsschlauchstück oder aufwendige Kassettensysteme, um die angegebene Dosiergenauigkeit einzuhalten.

Volumenerrechnende Infusionspumpen sind tropfengeregelte Pumpen, die lediglich die Tropfenrate (Tr/min) mit Hilfe von zusätzlichen Informationen wie Besteckgröße (Tr/ml) und Viskosität der Förderflüssigkeit in eine Förderrate (ml/h) umrechnen (Abb. 3.6).

Eingabe und Anzeige der Förderrate erfolgen ebenfalls in ml/h, wobei von Vorteil ist, daß mit druckbeständigen DIN-Bestecken relativ hohe Fördergenauigkeiten erreicht werden können; nachteilig ist, daß Besteckgröße und Viskosität zusätzlich eingegeben werden müssen, so daß die Fördergenauigkeit direkt vom Besteck abhängt.

3.1.2 Sicherheitsparameter

Schutzklassen
Infusionsapparate müssen als elektromedizinische Geräte nach allgemeinen Festlegungen in VDE 0750 Teil 1/05.82 den Schutzklassen I, II oder III genügen. Die Schutzklassen kennzeichnen zusätzliche Sicherheitsmaßnahmen, die neben einer sogenannten Basisisolierung zum Schutz gegen elektrischen Schlag erforderlich sind.

Sie müssen auf dem Typenschild des Gerätes angegeben sein.

Schutzklasse I
Bei Geräten der Schutzklasse I ist ein Schutzleiter vorhanden, mit dem alle beim bestimmungsgemäßen Gebrauch berührbaren, leitfähigen Geräteteile verbunden sind. Ableitströme können über diesen Schutzleiter abfließen.

Schutzklasse II
Geräte der Schutzklasse II besitzen eine verstärkte, zumeist doppelte Isolierung, so daß Anwender und Patient bei bestimmungsgemäßem Gebrauch nicht mit Geräteteilen in Berührung kommen können, die spannungsführend sind.

Schutzklasse III
Geräte der Schutzklasse III werden zum Schutz gegen einen elektrischen Schlag mit einer Schutzkleinspannung versorgt (maximal 24 V Wechselspannung oder 50 V Gleichspannung).

Prüfzeichen
Das Prüfzeichen gibt Auskunft, ob ein Infusionsapparat den Regeln und dem Stand der Technik genügt. Beim Fehlen eines VDE- oder GS-Zeichens sollte die Einhaltung der einschlägigen VDE-Sicherheitsnormen und der Empfehlungen dieses Berichts, z. B. zur Begrenzung des maximalen Arbeitsdrucks, zum Bestandteil des Kaufvertrages gemacht werden.

Zu beachten ist, daß wichtige Anforderungen an Infusionsapparate bisher nicht geregelt sind; daher ist neben der das Prüfzeichen erteilenden Prüfstelle auch der Zeitpunkt der Vergabe des Prüfzeichens wesentlich. Da eine Norm über Druckinfusionsapparate in Vorbereitung ist, sollte geprüft werden, ob die Infusionsapparate auch zukünftig den Vorschriften genügen.

Erdableitstrom
Neben der Gliederung der Geräte in Schutzklassen sieht die VDE 0750 Teil 1 eine Typeneinteilung in B, BF und CF vor. Als Unterscheidungsmerkmal dient die maximal zulässige Höhe von langzeitig fließenden Ableit- und Patientenhilfsströmen. In der folgenden Tabelle ist sie für den Normalfall (n.c.) und bei einem ersten Fehler (s.f.c.) in mA angegeben.

Ableitstrom

	Typ B Normalfall (n.c.)	Erster Fehler (s.f.c.)	Typ BF Normalfall (n.c.)	Erster Fehler (s.f.c.)	Typ CF Normalfall (n.c.)	Erster Fehler (s.f.c.)
Erdableitstrom	0.5	1.0	0.5	1.0	0.5	1.0
Gehäuseableitstrom	0.5	0.5	0.1	0.5	0.01	0.5
Patientenableitstrom	0.1	0.5	0.1	0.5	0.01	0.05
Patientenableitstrom (Netzspannung am Anwendungsteil)	-	-	-	5.0	-	0.05

3.1.3 Parameter des Infusionsbestecks (bzw. der Spritze)

Art der Infusionsbestecke[11] bzw. Spritzen
Da Infusionsbestecke und Spritzen meist als Einmalartikel konzipiert sind, spielen sie bei den entstehenden Folgekosten eine wesentliche Rolle. Es gibt druckbeständige DIN-Bestecke in Mikro-Ausführung (60 Tropfen ≙ 1 ml) und Makro-Ausführung (20 Tropfen ≙ 1 ml). Für diese Standardinfusionsbestecke wird nach DIN 58362 eine Dosiergenauigkeit von ±10% (bezogen auf das Volumen) gefordert. DIN-Bestecke sind im allgemeinen wesentlich billiger als Spezialbestecke mit kalibriertem Präzisionsschlauchstück, die in der Regel für volumengesteuerte Infusionspumpen benötigt werden und meist Dosiergenauigkeiten besser als ±5% ermöglichen. Die teuerste Variante der Infusionsbestecke bilden die sog. Kassetten-Systeme, die nur zu jeweils einem Gerätetyp passen.

Ein Vorteil der DIN-Bestecke besteht darin, daß sie auch bei allen Formen der manuellen Schwerkraftinfusion eingesetzt werden, so daß sie innerhalb des Krankenhauses problemlos verfügbar sind. Allerdings ist zu beachten, daß die DIN 58 362 für entsprechend genormte Infusionsbestecke lediglich einen maximalen Prüfdruck von 200 hPa (200 mbar) vorschreibt. Dieser Wert genügt den Bedingungen der manuellen Schwerkraftinfusion, wird aber in der Regel bei der manuellen Druckinfusion durch Anlegen einer Druckmanschette an den Flüssigkeitsbeutel oder durch Kompression der Infusionslösung in der Flasche überschritten. Demgegen-

11 vgl. Anm. 1 S. 1

über liegt der Vorteil von Druckinfusionsapparaten gerade darin, daß ein erhöhter Arbeitsdruck kontinuierlich aufgebaut werden kann, um bei gegebenem Querschnitt des Infusionssystems eine erhöhte Förderrate zu gewährleisten (zur Begrenzung des maximalen Arbeitsdrucks vgl. Exkurs S. 5).

Druckbeständigkeit
Die Druckbeständigkeit gibt an, bei welchem Druck am Infusionsbesteck ein Leck oder andere Defekte auftreten. Dieser Druck sollte aus Sicherheitsgründen um 50% über dem von der Infusionspumpe maximal erzeugbaren Förderdruck liegen, damit das Besteck auch im Falle eines Verschlusses nicht zerstört wird.

Schwerkraftinfusion
Hierbei handelt es sich um die Möglichkeit, während des Patiententransportes eine manuelle Schwerkraftinfusion mit demselben Besteck durchzuführen, wenn die Infusionsrate nach Entnahme aus dem Antrieb manuell am Besteck eingestellt werden kann. Ein zusätzliches Infusionsbesteck wäre dann nicht erforderlich.

3.1.4 Parameter der Fördereinheit

Dosierbereich
Der Dosierbereich gibt an, welche kleinste und größte Infusionsrate möglich ist. Diese Angabe bezieht sich bei tropfengeregelten Infusionsapparaten auf die mögliche Einstellung von Tropfen pro Minute. Bei volumengesteuerten Infusionspumpen und bei Spritzenpumpen wird der Dosierbereich in Milliliter pro Stunde angegeben. Für die heute gebräuchlichsten Anwendungen ist

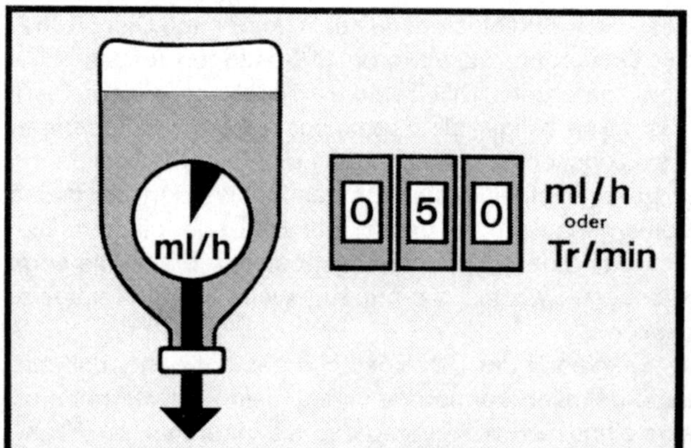

eine kleinste Infusionsrate von 1 ml/h bzw. 1 Tr/min vollkommen ausreichend. Förderraten unter 1 ml/h sind für die praktische Anwendung von geringer Bedeutung. Die maximale Infusionsrate ist bei den verschiedenen Infusionsapparaten unterschiedlich. Bei tropfengeregelten Systemen sind 99 Tr/min und für volumengesteuerte Systeme 500 ml/h ausreichend. Besondere Anwendungsfälle erfordern Infusionsraten von 1000 ml/h und mehr, die von speziellen Infusionspumpen gefördert werden.

Infusionsspritzenpumpen sollten bis 50 ml/h fördern können.

Dosiergenauigkeit
Die Dosiergenauigkeit gibt an, mit welcher maximalen Abweichung pro Zeiteinheit bei der Infusion zu rechnen ist. Durch die unterschiedlichen Infusionsapparate und

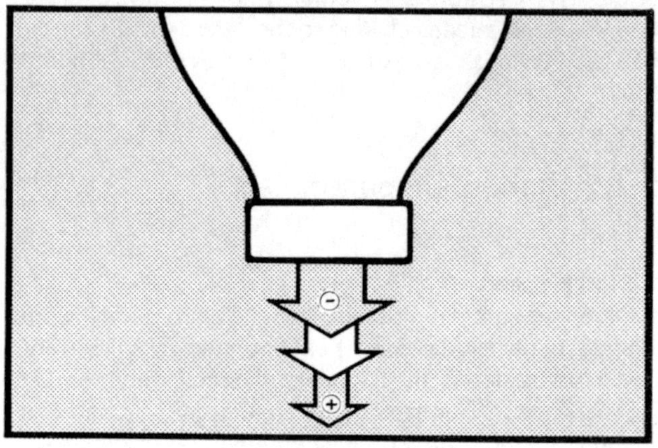

die verschiedenen zur Anwendung kommenden Infusionsbestecke ergeben sich unterschiedliche Dosiergenauigkeiten; dies muß bei der Anwendung von Infusionsapparaten für bestimmte Therapien beachtet werden.

Für eine Vielzahl von Anwendungen sind Dosiergenauigkeiten von ±10 bis ±20% ausreichend. Sie werden mit Infusionsreglern und tropfengeregelten Infusionspumpen erreicht, bei denen ein Infusionsbesteck nach DIN 58362 verwendet werden kann.

Dosiergenauigkeiten von ± 5 bis ± 10% , wie sie bei der Zufuhr von Medikamenten benötigt werden, erhält man bei Verwendung volumengesteuerter Infusionspumpen.

Für die Applikation von hochwirksamen Medikamenten werden im allgemeinen Dosiergenaugkieten von ±1 bis ±5 % gefordert. Sie können mit volumengesteuerten Infusionspumpen erzielt werden, die mit Spezial-Infusionsbestecken arbeiten. Infusionsspritzenpumpen, die für die Förderung von kleinen Mengen geeignet sind, können ebenfalls für diesen Dosiergenauigkeitsbereich eingesetzt werden.

Bei tropfengeregelten Systemen ist zu beachten, daß sich die Genauigkeitsangabe auf die Tropfenrate bezieht, während sich die Angabe bei volumengesteuerten Pumpen auf die Abweichung vom Fördervolumen bezieht.

Offenhalterate und -dauer
Um zu verhindern, daß sich Katheter bei Erreichen einer vorgewählten Gesamtfördermenge nach dem Infusionsstop in kurzer Zeit durch einen Thrombus verschließen, wird die Infusion mit einer kleinen Infusionsrate bei gleichzeitiger Alarmgebung fortgesetzt. Wie hoch die Offenhalterate (keep-open-rate) sein sollte, damit sie wirksam bleibt, ist noch nicht endgültig geklärt. Zur Zeit werden Werte zwischen 1 und 10 ml/h diskutiert.

Da während der Offenhaltephase ein zusätzliches

Volumen infundiert wird, sollte die Dauer dieses Vorganges zeitlich begrenzt sein. Als Reaktionszeit erscheinen 15 Minuten ausreichend. Eine Alarmanzeige, die darauf hinweist, daß der Infusionsapparat mit der Offenhalterate infundiert, ist trotzdem erforderlich.

Einstellbare Gesamtmenge

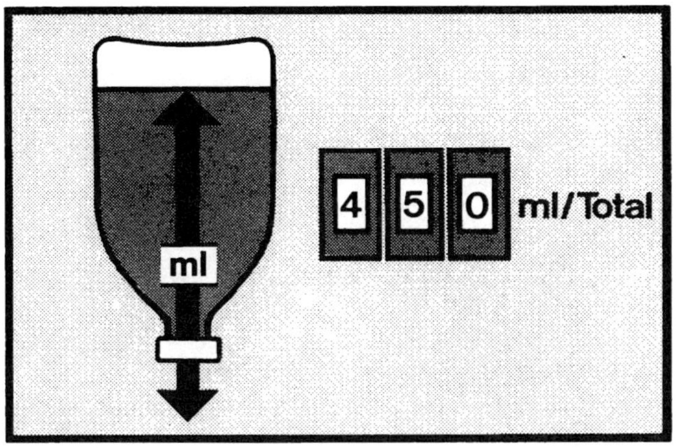

Neben der Einstellung der Infusionsrate kann die Gesamt-Infusionsmenge bei zahlreichen Infusionsapparaten vorgegeben werden. Bei einer Teilmengenentnahme aus einer Infusionsflasche wird damit verhindert, daß die notwendige Infusionsmenge überschritten wird (für eine kontrollierte Infusionstherapie erscheint diese Ausstattung sinnvoll).

Maximaler Arbeitsdruck

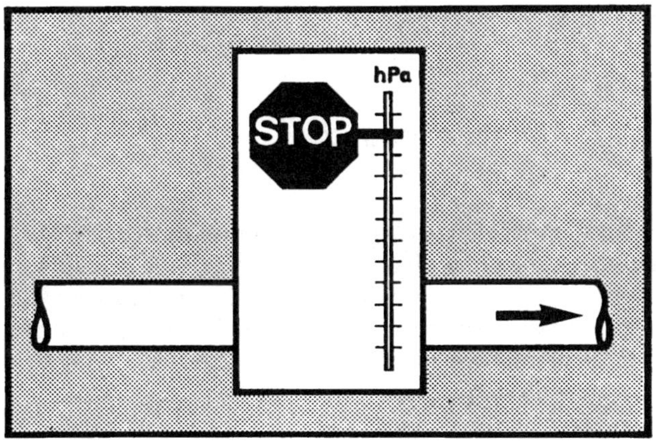

Der maximal auftretende Arbeitsdruck ist von der Infusionsrate, der Infusionsflüssigkeit, der Temperatur und vom Förderprinzip des Infusionsapparates abhängig. Ferner muß noch der Innendurchmesser der Kanüle bzw. des Katheters berücksichtigt werden (s. Kap. 1.2).

Zur Sicherheit des Patienten und dem Stand der Technik entsprechend sollten alle Druckinfusionsgeräte über eine Druckbegrenzung verfügen. Bei Überschreiten der entsprechenden Werte sollte die Infusionspumpe bzw. -spritzenpumpe die Infusion stoppen und gleichzeitig Alarm geben.

Der maximale Arbeitsdruck sollte 1000 hPa (1 bar) nicht übersteigen, da in der Regel bei richtiger Anwendungstechnik kein Druck über 150 hPa im Infusionsbesteck entsteht. In jedem Fall muß die gesamte Infusionskette (Infusionsschlauch, Filter, Verbindungsglieder, Latexstücke usw.) zwischen Pumpe und Patient dem maximalen Druck der jeweiligen Pumpe standhalten.

Abschaltdruck

Hierunter wird der vom Förderantrieb auf die Infusionsflüssigkeit maximal übertragbare Druck verstanden, bei dem die Infusionspumpe abschaltet. Der beim Verschluß des Infusionsbesteckes wirksam werdende Druck darf weder das Besteck zerstören noch ein Leck in der Infusionsleitung hervorrufen (vgl. dazu das Kapitel "Sicherheitsoptimierung durch Begrenzung des Arbeitsdrucks" S. 5).

Systemdruckerkennung

Der Druck in Infusionsbestecken kann vom Infusionsapparat in Abhängigkeit vom Meßverfahren direkt oder indirekt erkannt werden. Nur direkte Messungen des Drucks über Druckaufnehmer oder ähnliche Verfahren lassen eine hinreichend exakte und eindeutige Druckerkennung zu.

Die indirekte Erkennung, z. B. über die Tropfenrate, ist insbesondere bei kleinen Tropfenraten unzulänglich, da es zu erheblichen Alarmverzögerungen kommt.

Alarmgebende Luftmenge

Ein Lufterkennungssystem hat die Aufgabe, sofort Alarm zu geben und den Infusionsvorgang zu unterbrechen, wenn Luft im Schlauchsystem erkannt wird. Die Lufterkennungssysteme sind danach zu unterscheiden, ob der Überwachungspunkt starr vor bzw. hinter dem Pumpenantrieb angebracht ist oder ob das Lufterkennungssystem flexibel an jede Stelle des Infusionsschlauches angeklemmt werden kann.

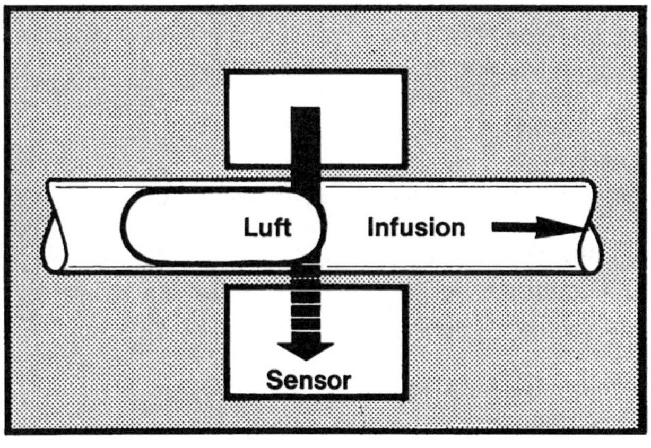

Weiterhin unterscheiden sich Lufterkennungssysteme nach ihrer Reaktionsweise: Entweder reagiert das System auf jede von ihm erkannte Luftmenge, oder es gibt erst Alarm, wenn eine bestimmte Grenzmenge pro Stunde erreicht ist.

Da zur Zeit noch keine gesicherten Erkenntnisse über die maximal zulässige Luftmenge vorliegen, die ohne Schädigung des Patienten infuniert werden darf, wurden die Werte aus dem DIN-Entwurf für Druckinfusionsapparate zugrundegelegt, (0,03 ml im Einzelfall oder 0,5 ml/h kumulativ).

Statische Okklusionsfähigkeit
Hierunter wird die Verhinderung ungewollter Schwerkraftinfusionen verstanden, die bei Infusionspumpen und -reglern auftreten können, wenn sich diese in der Bereitschafts-oder Stillstandsphase befinden. Durch die konstruktive Gestaltung des Infusionsapparates oder einen zusätzlichen Verschluß am Infusionsapparat kann diese Gefahr vermieden werden.

Dynamische Okklusionsfähigkeit
Bei Infusionspumpen ist neben der statischen die dynamische Okklusionsfähigkeit zu beachten. Sie soll verhindern, daß beim parallelen Betrieb mehrerer Infusionspumpen über eine Kanüle eine Rückwärtsförderung im Falle eines Verschlusses von der einen Pumpe zur anderen auftritt.

3.1.5 Ausstattungs- und Bedienungselemente

Ein-/Ausschalter
Mit dem Ein-/Ausschalter wird der Infusionsapparat in den Betriebszustand versetzt. Ein vorhandenes internes Überprüfungsprogramm wird gestartet.

Signallampe "Ein"
Sie zeigt an, daß die Pumpe eingeschaltet ist.

Anzeige "Netz angeschlossen"
Sie signalisiert, daß die Netzspannung vorhanden ist und daß vorhandene Batterien aufgeladen werden.

Anzeige "Batteriebetrieb"
Sie zeigt an, daß der betriebsbereite Infusionsapparat nur durch seine interne Stromquelle versorgt wird.

Anzeige "Betriebsbereit"
Die Anzeige gibt an, daß alle Voraussetzungen zum Start der Infusion erfüllt sind.

Anzeige "Betrieb"
Hier wird angezeigt, daß der Infusionsapparat Flüssigkeit fördert.

Start-/Stoptaste
Diese Taste ermöglicht jederzeit die Unterbrechung und Wiederaufnahme der Infusion, ohne daß die Pumpe ganz ausgeschaltet werden muß. Vorgabe und Anzeige der Förderrate und -menge bleiben erhalten.

Angabe der Bedienungsschritte
Dem Benutzer wird auf einem speziellen Anzeigefeld im Klartext oder in numerierten Programmschritten mitgeteilt, welche Bedienungsschritte er ausführen soll.

Vorwahl und Anzeige der Infusionsrate und Gesamtmenge
Die Möglichkeit, neben der Infusionsrate die zu applizierende Gesamtmenge vorzuwählen und den Stand der Förderung abzulesen, erhöht den Bedienungskomfort.

Akkutest
Durch Drücken einer entsprechenden Taste erfährt der Benutzer, ob die Batterieladung zum Betrieb des Infusionsapparates ausreicht.

Alarmquittierung
Der akustische Alarm läßt sich ganz oder vorübergehend ausschalten.

Lautstärkeregler für akustischen Alarm
Er dient zur Einstellung der Lautstärke des akustischen Alarmgebers.

Schwesternrufanschluß
Über diese Signalausgangsbuchse wird der Alarm an eine Stelle außerhalb des Behandlungszimmers weitergeleitet.

Interne Selbstüberprüfung
Die Selbstüberprüfung wird von der eingebauten Elektronik durchgeführt. Zyklisch werden alle wichtigen Geräte-Funktionen automatisch abgefragt; bei einem Gerätedefekt wird Alarm ausgelöst.

3.1.6 Alarmauslösung

Beim Auftreten folgender Fehler kann aus ärztlicher Sicht auf die Auslösung eines Alarms und auf die dazugehörende Reaktion des Infusionsapparates nicht verzichtet werden. Bei Alarm muß die Pumpe anhalten oder mit der Offenhalterate weiterfördern.

Förderratenabweichung
Die geförderte Menge entspricht nicht dem eingestellten Wert.

Luft im System
Infusionspumpen müssen über einen Luftdetektor verfügen, der Luft im Schlauchsystem erkennt.

Verschluß
Bei Verschluß des Förderreglers, z. B. durch abgeknickten Schlauch oder verschlossene Kanüle, muß die Förderung unterbrochen werden.

Zu hoher Druck
Zu hoher Druck entsteht durch eine schnelle Förderung

und eine Verengung im System. Wie beim Verschluß, kann das Infusionsgerät beschädigt werden, oder es besteht Bolusgefahr.

Akkuspannungsabfall
Alarm muß ausgelöst werden, wenn die Batteriespannung zum Betrieb des Infusionsapparates nicht ausreicht.

Infusion beendet
Das zu applizierende Gesamtvolumen ist erreicht.

Infusionsrate auf Null
Ein Alarm wird beim Versuch ausgelöst, den Infusionsapparat ohne Einstellen der Infusionsrate zu starten.

Verändern der Infusionsrate
Bei ungewollter Verstellung der Infusionsrate erfolgt eine Warnung.

Nicht gestartete Infusion
Um den Beginn der Infusion sicherzustellen, löst der Infusionsapparat Alarm aus, wenn sie eine gewisse Zeit nach dem Einschalten nicht gestartet wird.

Falsch eingelegtes Infusionsbesteck
Der Infusionsapparat erkennt ein falsch oder nicht eingelegtes Infusionsbesteck.

Nicht aufgesetzter Tropfensensor
Bei tropfengeregelten Systemen ist die ordnungsgemäße Anbringung des Tropfensensors für den Aufbau des Regelkreises notwendig.

Pumpentür nicht verriegelt
Sobald die Pumpentür geöffnet wird, erfolgt ein unkontrollierter Durchfluß von Infusionslösung.

3.2 Prüfaufbauten und Prüfschaltungen

Durch die Mitarbeit im DIN-Normenausschuß für die geplante Norm für Druckinfusionsapparate, sowie durch Diskussionen zwischen Ärzten und Ingenieuren, konnten die für die Überprüfung der Betriebsdaten notwendigen Prüfschaltungen und Prüfaufbauten erstellt werden. Sie werden im folgenden Abschnitt näher erläutert, so daß die gewonnenen Ergebnisse jederzeit nachvollziehbar sind. Ausgewählte sicherheitstechnische Parameter wurden entsprechend den allgemeinen Festlegungen für die Sicherheit elektromedizinischer Geräte VDE 0750 Teil 1/5 82 überprüft.

3.2.1 Allgemeine Parameter

Akkukapazität und Ladezeit
Die Ladekapazität des Akkus wurde durch Aufladung entsprechend den Herstellerangaben überprüft. Anschließend wurde eine Infusion mit maximal einstellbarer Infusionsrate durchgeführt. Als Akkukapazität wurde die Zeitspanne zwischen dem Beginn der Infusion und der Anzeige bzw. dem Alarm für entladenen Akku angenommen.

Da die Infusionsapparate beim Laden nicht anzeigen, wann der Akku die volle Kapazität erreicht hat, konnte eine Überprüfung der Ladezeit nicht vorgenommen werden. Deshalb wurden vom Hersteller Richtwerte dafür erfragt, wie lange der entleerte Akku zu laden ist, damit eine vorgegebene Betriebszeit mit Akku wieder möglich ist. Diese Richtwerte sind in die Gerätedatenlisten aufgenommen worden.

Temperaturbereich
Die Angaben der Hersteller wurden ohne Prüfung übernommen. Die Testversuche zur Ermittlung der Geräteparameter wurden in einem Temperaturbereich von 20 bis 25 °C durchgeführt.

Befestigungsmöglichkeit
Die Überprüfung der einzelnen Befestigungsmöglichkeiten erfolgte durch Sichtkontrolle.

3.2.2 Sicherheitsparameter

Ableitstrom
Entsprechend dem Normentwurf für Druckinfusionsapparate wurden Patienten-, Gehäuse- und Erdableitstrom unter Normalbedingungen und bei einem ersten Fehler gemessen. Bei den Tests wurden alle Geräte mit den zugehörigen Infusionsbestecken betrieben, die mit einer 0,9%igen NaCl-Lösung gefüllt waren.

Da die Grenzwerte für den Patientenableitstrom bei allen Infusionsapparaten und bei denen der Schutzklasse II auch die des Gehäuseableitstromes weit unterschritten wurden, ist auf eine Veröffentlichung in den Listen der Gerätedaten verzichtet worden.

Bei Geräten der Schutzklasse I wurde der Meßwert des Erdableitstromes unter Normalbedingungen aufgenommen, der bei diesen Geräten annähernd dem Gehäuseableitstrom entspricht.

Bei Geräten der Schutzklasse II wurde der Erdableitstrom nur dann ermittelt, wenn ein Anschluß für einen zusätzlichen Potentialausgleich (Betriebserdanschluß) vorhanden war.

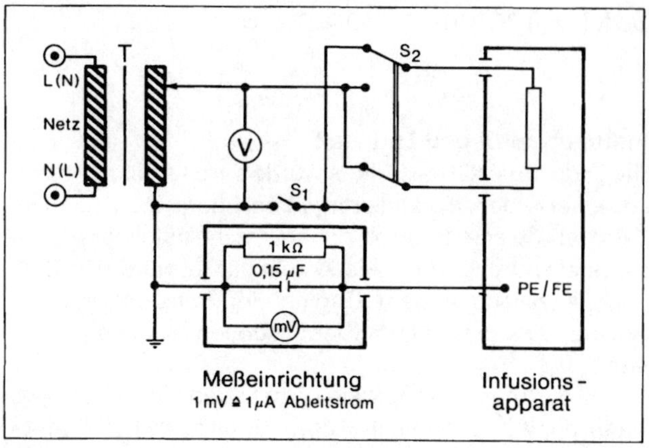

Abb. 3.7 Meßaufbau für die Bestimmung des Erdableitstromes

S1: Einpoliger Schalter, der die Unterbrechung eines Außenleiters simuliert (erster Fehler, s.f.c.)
S2: Schalter zum Umpolen der Netzspannung
PE: Schutzleiteranschluß
FE: Betriebserdanschluß
T: Trafo mit einstellbarer Ausgangsspannung

3.2.3 Parameter des Infusionsbestecks bzw. der Spritze

Art des Infusionsbestecks bzw. der Spritze
Die Betriebsparameter der Infusionsapparate wurden mit den vom Hersteller empfohlenen Bestecken oder Spritzen überprüft. Wenn DIN-Bestecke vorgesehen waren, wurden für diese Infusionsapparate einheitlich Bestecke gleichen Typs verwendet.

Druckbeständigkeit
Um die Druckbeständigkeit festzustellen, wurden die entsprechenden Infusionsbestecke mit Wasser gefüllt und bei dem Druck, der durch die Pumpe erzeugt wird, verschlossen. Dann wurde das Infusionsbesteck ausgangsseitig mit einem ansteigenden Druck beaufschlagt (vgl. Abb. 3.8).

Diese Untersuchung wurde mit jeweils 5 Infusionsbestecken gleichen Typs vorgenommen. Als maximaler Druck wurden jeweils die Werte angenommen, bei denen das Infusionsbesteck zerstört wurde oder sich eine undichte Stelle am Infusionsbesteck zeigte. Die durchschnittliche Druckbeständigkeit ergab sich aus dem Mittel der gemessenen Werte.

Schwerkraftinfusion möglich
Ob eine Schwerkraftinfusion mit dem entsprechenden Infusionsbesteck möglich ist, wurde geprüft, indem es aus der Infusionspumpe herausgenommen und der Durchfluß durch das Infusionsbesteck beobachtet wurde.

3.2.4 Parameter der Fördereinheit

Dosierbereich
Die am Infusionsapparat angegebenen Einstellungsstufen zum Dosierbereich wurden kontrolliert. Weiterhin wurde überprüft, ob die maximal mögliche Infusionsrate ohne Alarmangabe wegen zu hohen Druckanstiegs bei der Wahl des empfohlenen Infusionsbestecks durchgeführt werden konnte.

Dosiergenauigkeit
Die Ermittlung der Dosiergenauigkeit wurde an 10 Meßstellen des Förderbereiches vorgenommen. Dabei wurden die Werte der kleinsten und der größten einstellbaren Förderrate berücksichtigt. Die Versuchsdauer betrug bei der größten Infusionsrate ca. 1 Stunde und bei der kleinsten mindestens 10 Stunden. Die Meßzeiten für die weiteren 8 Meßstellen ergaben sich durch lineare Interpolation. Für die Versuche wurden der Infusionsapparat sowie das Infusionsbesteck gemäß der Bedienungsanleitung aufgebaut. Die Versuche wurden bei einer Raumtemperatur von +20 bis +25 °C durchgeführt. Als Versuchsflüssigkeit diente Wasser. Die verwendeten Infusionsgeräte wurden nach jeder Messung ausgewechselt. Der Gegendruck betrug entsprechend den Empfehlungen des DIN-Entwurfes 50 cm H_2O.

a) Infusionsregler und tropfengeregelte Infusionspumpen
Die in der Meßzeit gefallenen Tropfen wurden an der Tropfenkammer des Infusionsgerätes mit einem Testsensor gezählt und auf den Minutenwert bezogen. Die Abweichung ergab sich aus der Differenz zur vorgewählten Tropfenrate (Abb. 3.9).

b) volumengesteuerte bzw. volumenerrechnende Infusionspumpen (Erläuterung s. Kap. 3.1.1)
Hier wurde die in der Meßzeit geförderte Menge an Infusionsflüssigkeit entweder mit einem Meßzylinder bei sehr kleinen Infusionsraten (≦ 1 ml/h) oder mit einer Waage bei höheren Infusionsraten (≧ 5 ml/h) bestimmt. Der Vergleich der beiden Meßmethoden bei einer Infusionsrate von 2,5 ml/h zeigte nur unwesentliche Unterschiede im Meßergebnis (Abb. 3.10).

c) Infusionsspritzenpumpen
Wie bei den volumengesteuerten Pumpen wurde hier die geförderte Infusionsflüssigkeit entweder durch Bestimmung des Volumens oder des Gewichts ermittelt. Die Differenz zum vorgegebenen Sollwert ergab den Förderfehler. (Abb. 3.11).

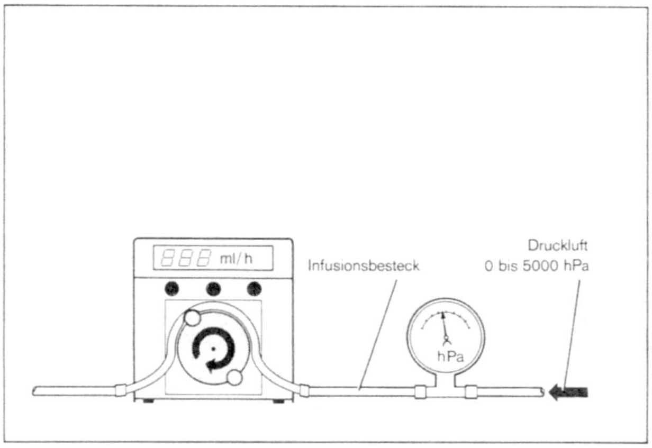

Abb. 3.8 Bestimmung der Druckbeständigkeit von Infusionsbestecken

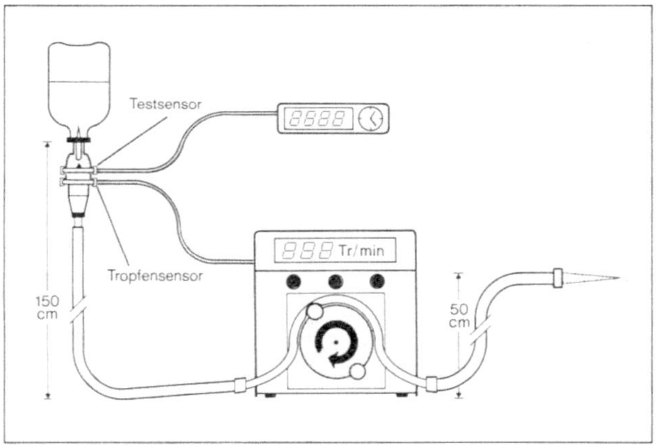

Abb. 3.9 Ermittlung der Genauigkeit der Tropfenregelung

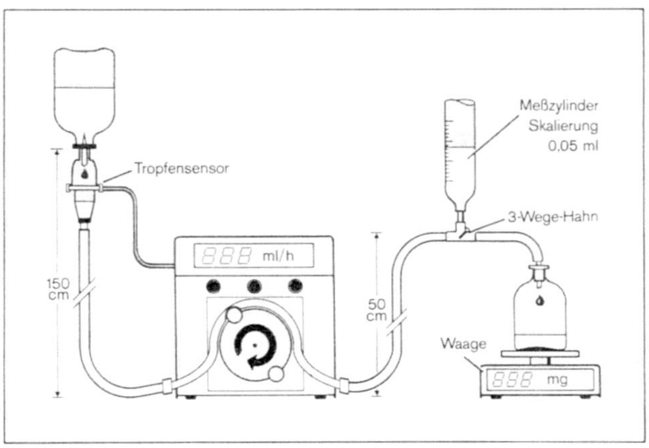

Abb. 3.10 Ermittlung der Dosiergenauigkeit von volumengesteuerten bzw. -errechnenden Infusionspumpen

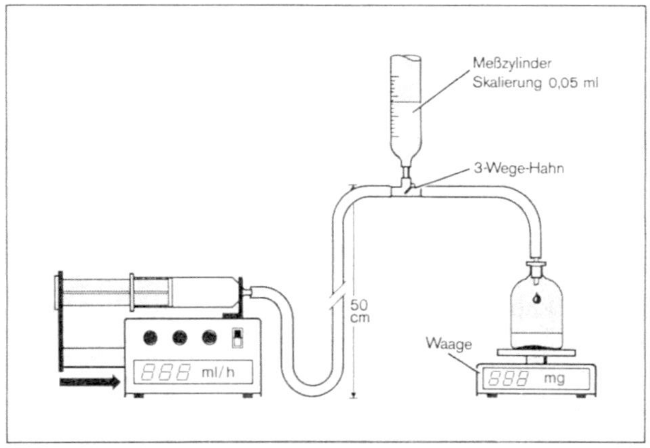

Abb. 3.11 Ermittlung der Dosiergenauigkeit von Infusionsspritzenpumpen

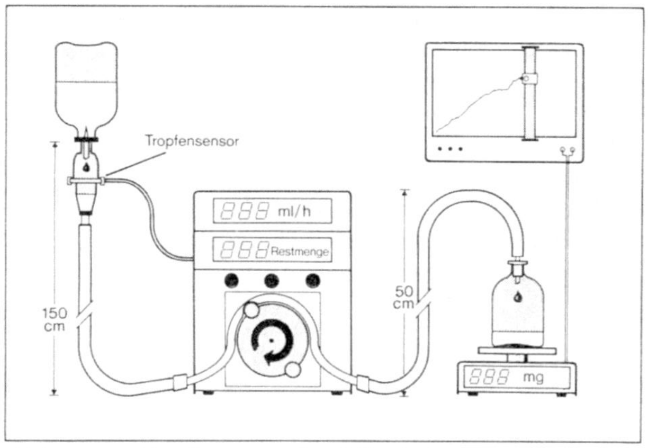

Abb. 3.12 Bestimmung der Offenhalterate und -dauer

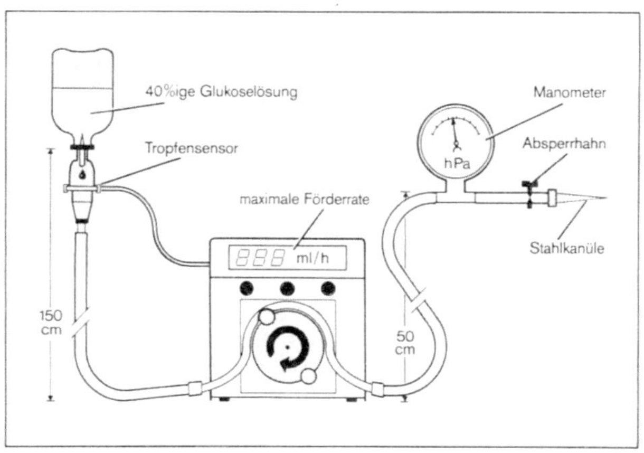

Abb. 3.13 Bestimmung des maximalen Arbeits- und Abschaltdrucks von Infusionspumpen

Offenhalterate und -dauer

Zur Bestimmung der Offenhalterate (s. Kap. 3.1) und -dauer wurde die Meßeinrichtung für die volumengesteuerten Infusionspumpen erweitert. An die Waage wurde ein Schreiber mit entsprechend langsamem Vorschub angeschlossen. Anhand der aufgezeichneten Kurve konnten die Offenhalterate und die Offenhaltezeit ermittelt werden (vgl. Abb. 3. 12).

Maximaler Arbeitsdruck

Zur Bestimmung des maximalen Arbeitsdruckes von Druckinfusionsapparaten wurde der in Abb. 3.13 dargestellte Versuchsaufbau eingesetzt. Als Infusionsflüssigkeit diente eine 40%ige Glucoselösung. Bei einer Raumtemperatur von ca. 22 °C und einem Kanüleninnendurchmesser von 0,4 mm wurde mit maximal möglicher Infusionsrate infundiert. Ein Gegendruck wurde durch einen Höhenunterschied von 50 cm zwischen Pumpe und Kanüle simuliert. Der sich bei der Infusion einstellende Druck entspricht dann annähernd dem maximalen Arbeitsdruck im gesamten Infusionssystem. Für die Bestimmung des maximalen Arbeitsdruckes von Infusionsspritzenpumpen wurde der Versuchsaufbau in Abb. 3.14 gewählt. Auch hier wurde der Druck in der Infusionsleitung bei maximaler Infusionsrate bestimmt.

Abschaltdruck

Zur Bestimmung des Abschaltdruckes von tropfengeregelten und volumengesteuerten Infusionspumpen wurde der in Abb. 3.13 dargestellte Versuchsaufbau verwendet. Nachdem das Infusionsgerät gefüllt und in die Infusionspumpe eingelegt worden war, wurde die Infusion mit maximaler Infusionsrate gestartet.

Durch den Verschluß des vor dem Ausgang des Infusionsbesteckes angebrachten Absperrhahns konnte auf dem Manometer ein Druckanstieg registriert werden; der bei Alarm der Infusionspumpe angezeigte Druck wurde als Abschaltdruck definiert.

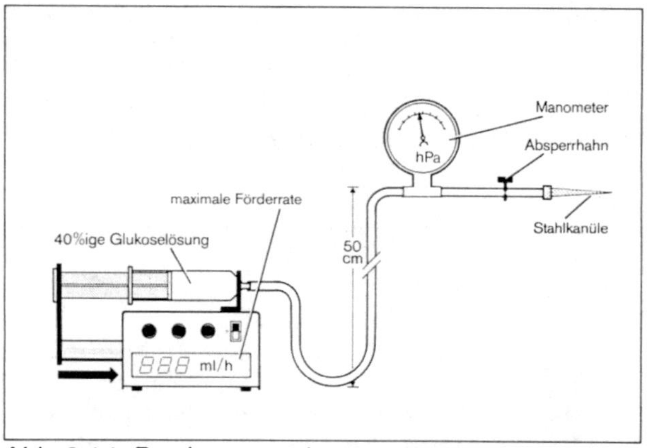

Abb. 3.14 Bestimmung des maximalen Arbeits- und Abschaltdrucks von Infusionsspritzenpumpen

Der Abschaltdruck der Infusionsspritzenpumpen wurde analog bestimmt (vgl. Abb. 3.14).

Systemdruckerkennung

(Erläuterung siehe Kapitel 3.1.4)

Die Überprüfung derartiger Systeme wurde während der Ermittlung des Arbeitsdruckes vorgenommen.

Alarmgebende Luftmenge

Zur Bestimmung der alarmgebenden Luftmenge füllten wir eine Präzisionsspritze mit dem Füllvolumen von 0,1 ml und einer Graduierung von 0,005 ml mit einer Luftmenge von 0,05 ml.

Diese Luftmenge wurde bei maximaler Infusionsrate vor dem Lufterkennungssystem in das Infusionsgerät gespritzt. Hierbei war zu beachten, daß eine einzige Luftblase entstand. Wurde die Luftmenge erkannt, so mußte der Versuch mit einem um 0,005 ml verringerten Luftvolumen wiederholt werden, bis die Grenze der Empfindlichkeit des Systems durch Nichterkennen der Luft erreicht war. Das zuletzt erkannte Luftvolumen entsprach dann der alarmgebenden Luftmenge. Konnte hingegen die Luftmenge von 0,05 ml nicht erkannt werden, so wurde sie bei weiteren Versuchen jeweils um 0,005 ml vergrößert, bis das Alarmsystem reagierte.

Statische Okklusionsfähigkeit

(Erläuterung s. Kap. 3.1.4)

Für die Überprüfung der statischen Okklusionsfähigkeit trennten wir das jeweils für den Apparat vorgesehene Infusionsbesteck von der Tropfenkammer, legten den Schlauch in ein Gefäß mit Wasser und das Infusionsbesteck in den Infusionsapparat ein. Der Infusionsapparat wurde eingeschaltet und in Bereitschaftsstellung gebracht. Am freien Ende des Infusionsbestecks erhöhten wir mit Hilfe einer Druckleitung langsam den Druck. Bis 250 hPa durften keine Luftblasen im wassergefüllten

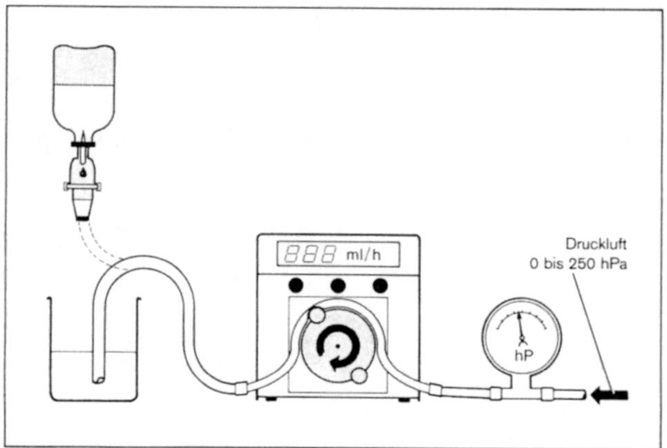

Abb. 3.15 Überprüfung der statischen und dynamischen Okklusionsfähigkeit

Gefäß aufsteigen (Abb. 3.15). Der Grenzdruck von 250 hPa ist dem Normenentwurf für Druckinfusionsapparate entnommen.

Dynamische Okklusionsfähigkeit

Im Unterschied zum obengenannten Testverfahren wurde die Infusionspumpe zur Überprüfung der dynamischen Okklusionsfähigkeit in Betrieb gesetzt. Auch hierbei durfte der Grenzwert von 250 hPa nicht unterschritten werden.

4 Wirtschaftlichkeit

Bei der Beschaffung von Infusionsapparaten sollten der Bedarf und die Zweckmäßigkeit der alternativen Gerätetechniken Infusionsregler, Infusionspumpen und Infusionsspritzenpumpen sorgfältig geprüft werden, um bei dem gegebenen Budget ein sachgerechtes Verhältnis zwischen Investitionsmitteln (Gerätekauf) und über den Pflegesatz zu finanzierende Betriebskosten (Verbrauchsmaterial, Personalkosten, Instandhaltung) zu gewährleisten, ohne daß die Zuverlässigkeit und Sicherheit der Infusionstherapie leiden.

Für einen Wirtschaftlichkeitsvergleich von Infusionsapparaten sind daher folgende Faktoren von Interesse:

- einmalige Ausgaben (Investitionsmittel):
  Gesamtbetrag für die benötigte Anzahl von Infusionsapparaten mit den erforderlichen Ausstattungskomponenten und dem notwendigen Zubehör[12];
- laufende Ausgaben (Betriebskosten):
  Kosten für die Infusionsbestecke, regelmäßige Wartung, Ersatzteile und erforderliche Reparaturen.

Im folgenden werden Hinweise für die relevanten Kostenfaktoren gegeben. Es versteht sich von selbst, daß die den Berechnungsbeispielen zugrunde liegenden Faktoren für jedes Krankenhaus gesondert ermittelt werden müssen. Darüber hinaus sollten sie stets in Relation zu den hier veröffentlichten Testergebnissen gesehen werden (Bewertung von Dosierbereich und -genauigkeit, Sicherheit, Zuverlässigkeit, Bedienungs- und Servicefreundlichkeit usw.), um Aussagen über das Preis-/Leistungsverhältnis von Infusionsapparaten machen zu können.

4.1 Einmalige Ausgaben

Die einmaligen Ausgaben für die Gesamtausstattung ergeben sich durch Multiplikation der insgesamt erforderlichen Zahl von Infusionsapparaten mit den jeweiligen Einzelpreisen für die Geräte und das erforderliche Zubehör.[12]

Das jeweilige Einsatzfeld der Infusionsapparate bestimmt sowohl die Wahl der Gerätetechnik (Infusionsregler, -pumpen, -spritzenpumpen und Kombinationen), als auch die Anzahl der benötigten Geräte.

Da bei bestimmten Vitalfunktionsstörungen mehrere Apparate parallelgeschaltet werden (oft bis zu sechs Einheiten), ist die maximal erforderliche Zahl von Geräten abzuschätzen.

Darüber hinaus ist zu berücksichtigen, daß Infusionsapparate aufgrund ihres häufigen Einsatzes relativ wartungsintensiv sind, so daß mit einer Ausfallwahrscheinlichkeit von ca. 20% zu kalkulieren ist. Je nach Bedarfsfall können daher für ein Krankenhaus mit ca. 1 400 Betten über 120 Apparate erforderlich sein, um auch Engpaßsituationen der apparativen Infusionstherapie zu bewältigen.

Insbesondere bei Ersatzbeschaffungen ist die Kompatibilität der neuen Geräte mit den bereits vorhandenen Systemen zu überprüfen. In jedem Fall ist zu beachten, daß durch die Entscheidung für einen bestimmten Typ von Infusionsapparaten auch die Art des Infusionsbestecks und damit der wesentliche Faktor für die laufenden Ausgaben festgelegt ist.

Aufgrund der Marktanalyse kann von folgenden Preisen je Einheit ausgegangen werden[13]:

- Infusionsregler ohne eigenen Förderantrieb kosten zwischen 3.350,– DM und 3.800,– DM (excl. MwSt.);
- Tropfengeregelte Infusionspumpen kosten zwischen 3.035,– DM und 3.995,– DM (excl. MwSt.);
- Volumengesteuerte Infusionspumpen kosten zwischen 3.180,– DM und 5.460,– DM (excl. MwSt.);
- Infusionsspritzenpumpen kosten zwischen 1.420,– DM und 3.350,– DM (excl. MwSt.).

Diese Preisangaben sind als unverbindliche Richtpreise zu verstehen. Gerade bei Infusionsapparaten sind aus der Krankenhauspraxis zum Teil erhebliche Preisnachlässe bekannt; insbesondere können Mengenrabatte ausgehandelt werden, wenn größere Stückzahlen beschafft werden sollen.

4.2 Laufende Ausgaben

Die laufenden Ausgaben für Infusionsapparate werden

12 Die Kosten für die jeweilige Befestigungsvariante ergeben sich aus folgenden Aspekten: Spritzenpumpen werden in der Regel einfach auf den Tisch gestellt; einige Infusionspumpen und -regler werden zu diesem Zweck mit einem entsprechenden Tischstativ geliefert (im Grundpreis enthalten). Die Befestigung an Wandschienen und Stativen erfolgt durch spezielle Adapter (Zubehörpreis), wobei ein Stativ in der Regel bis zu vier Einheiten aufnehmen kann.

13 vgl. S. 7ff., sowie Schriftenreihe "Medizintechnik im Krankenhaus", Band 3– Infusionsapparate, Kap. 2

Dosiergenauigkeit, Preise und maximale Einsatzdauer von Infusionsbestecken

Anwendung	Infusionsbesteck	Dosiergenauigkeit(%)	Preise von DM	bis DM	Wechsel nach max. h
Infusionsregler	nach DIN 58362 Bl.1	5 - 10	1.-	5,50	24
Infusionspumpe (tropfengeregelt)	nach DIN druckbeständig	5 - 10	1,-	2,50	8
Infusionspumpe (volumengesteuert)	Spezialbesteck	ca. 5	2,50	8,50	8
Infusionspumpe (Kassettensystem)	Kassettensystem	ca. 2	7,-	9,50	24
	Verlängerung		-,50	-,80	8
Spritzenpumpe	Einmalspritzen (incl. Verl.)	ca. 2	3,-	5,-	24

im wesentlichen bestimmt durch

- die jeweils benötigte Art des Infusionsbestecks,
- die Instandhaltungskosten.

Während für Regler und tropfengeregelte Infusionspumpen DIN-Bestecke verwendet werden können[14], erfordern volumengesteuerte Infusionsapparate Spezialbestecke oder Kassettensysteme. Beim Einsatz von Spritzenpumpen werden üblicherweise Einmalspritzen mit entsprechenden Schlauchleitungen eingesetzt.

In der oben abgedruckten Tabelle sind die für die alternativen Besteckssysteme anfallenden Marktpreise sowie deren durchschnittliche Dosiergenauigkeiten ausgewiesen.

Der ungefähre Jahresbedarf an Infusionsbestecken (B) ergibt sich aus dem Produkt der durchschnittlich pro Tag eingesetzten Infusionsapparate (I), dem durchschnittlich erforderlichen Besteckwechsel pro Tag (b) und den Einsatztagen/Jahr (365):

$$B = I \times b \times 365$$

Da die einmaligen Ausgaben entsprechend unseren Ausführungen in Kap. 4.1 nach der jeweiligen Engpaßbelastung bemessen sein sollten, gehen wir bei der Ermittlung des ungefähren Jahresbedarfs an Bestecken davon aus, daß im Beispiel nur ca. 63% der maximal erforderlichen Apparate im Einsatz sind.

Nehmen wir etwa einen Maximalbedarf von 40 Einheiten an, kommen im Jahresdurchschnitt nur ca. 25 Apparate kontinuierlich zum Einsatz.

Die Zahl der pro Tag erforderlichen Besteckwechsel ist abhängig von den spezifischen Einsatzbedingungen und der Organisation der jeweiligen Betriebsstelle, den Anforderungen an die Dosiergenauigkeit und der Art des verwendeten Besteckssystems.

Wenn die Bestecke aus Gründen der Infektionssicherheit bei jedem Flaschenwechsel erneuert werden, so ist für unser Rechenbeispiel von einem durchschnittli-

14 Beim Anschluß an tropfengeregelte und volumenerrechnende Infusionspumpen müssen die Bestecke allerdings druckbeständig sein, d.h. ,daß sie dem max. Abschaltdruck mit einer Sicherheitsreserve von ca. +50 % standhalten sollten. Entsprechend der Forderung nach einer Druckbegrenzung von 1000 hPa müssen druckbeständige DIN-Bestecke daher einem Mindestprüfdruck von 1500 hPa und höher standhalten, sofern dies die Abschaltcharakteristik der Pumpe erfordert, vgl. auch Exkurs S. 5.

Einsparungsmöglichkeiten durch zweckentsprechende Auswahl von Infusionsapparaten

(Ermittlung der Kosten entspricht beiliegendem Formblatt)

Annahmen:

○ Benötigte Infusionsapparate	50 Stück
○ Durchschnittlicher Ausnutzungsgrad	63 %
○ Verfügbarkeit der Geräte	80 %
○ DIN- bzw. Spezialbesteckwechsel	alle 8 Stunden
○ Kassettenwechsel	alle 24 Stunden
○ Wechsel der Verlängerungen	alle 8 Stunden

Einmalige Ausgaben für Infusionsapparate (Kaufpreis)

ALTERNATIVE A

	DM	bis DM
40 Tropfengeregelte Infusionspumpen (3 035,– bis 3 995,–)	121 400,–	159 800,–
10 Volumengesteuerte Infusionspumpen m. Spezialbesteck (3 180,– bis 5 460,–)	31 800,–	54 600,–
Gesamtkosten	153 200,–	214 400,–

ALTERNATIVE B

	DM	bis DM
50 Volumengesteuerte Infusionspumpen Kassettensystem (3 750,– bis 4 600,–)		
Gesamtkosten	187 500,–	230 000,–

Vorteil Alternative A gegenüber Alternative B
Mögliche einmalige Einsparungen:
DM 34 300,– bis DM 76 800,–

Laufende Ausgaben für Infusionsbestecke (Jahresbedarf)

ALTERNATIVE A

	DM	bis DM
21 900 Druckbeständige DIN-Bestecke (1,– bis 2,–)	21 900,–	43 800,–
5 475 Spezialbestecke (2,50 bis 8,50)	13 687,50	46 537,50
Jährliche Folgekosten	35 587,50	90 337,50

ALTERNATIVE B

	DM	bis DM
9 125 Kassetten (7,– bis 9,50)	63 875,–	86 687,50
27 375 Verlängerungen (0,50 bis 0,80)	13 687,50	21 900,–
Jährliche Folgekosten	77 562,50	108 587,50

Vorteil Alternative A gegenüber Alternative B
Mögliche laufende Einsparungen pro Jahr:
DM 41 975,– bis DM 73 000,–

---

chen Besteckwechsel von 8 Std. auszugehen. Entsprechend der vorgestellten Formel ergibt sich damit ein Jahresbedarf von 27 375 Bestecken pro Jahr. Damit kommt der Wahl des Bestecksystems im Hinblick auf die jährlichen Gesamtkosten eine erhebliche Bedeutung zu. Prinzipiell sind folgende Alternativen denkbar:

1. Schwerpunktmäßiger Einsatz von druckbeständigen DIN-Bestecken und Spezialbestecken für die Fälle der Applikation von großen Mengen oder mit einer Dosiergenauigkeit besser als ±10 % über einen längeren Zeitraum. Dies würde als apparative Konfiguration schwerpunktmäßig den Einsatz von tropfengeregelten Infusionspumpen in Ergänzung mit volumengesteuerten Infusionspumpen bedeuten. Hochwirksame Medikamente könnten entsprechend verdünnt werden.
2. Es werden nur volumengesteuerte Infusionspumpen mit Kassettensystemen eingesetzt (hohe Dosiergenauigkeit, großer Dosierbereich).

Ein Vorteil der zweiten Alternative wäre möglicherweise die Vereinheitlichung der Bedienung und damit die Erhöhung von Sicherheit und Zuverlässigkeit.

Allerdings liegt der Preis der Kassettenbestecke im Regelfall erheblich über dem der druckbeständigen DIN-Bestecke. Dafür sind unter Umständen längere Liegezeiten möglich. Die verschiedenen Hersteller empfehlen einen Wechsel der Kassette nach durchschnittlich 24 Stunden, d. h., einmal pro Tag.

Wenn beispielsweise neben den Flaschen im Vergleich zur Alternative 1 lediglich das Verbindungsstück zwischen Kassette und Infusionsflasche alle 8 Std. auszuwechseln ist, ergibt sich der Kostenaufwand nach dem Rechenbeispiel S. 89.

Hieraus folgt, daß trotz der längeren Intervalle für Besteckwechsel bei Kassetten für unser Rechenbeispiel der schwerpunktmäßige Einsatz von tropfengeregelten Infusionspumpen mit druckbeständigen DIN-Bestecken zu empfehlen ist.

Gegen den Einsatz verschiedener Arten von Infusionsapparaten je nach Indikationsstellung wird oft eingewandt, daß sich hierdurch die Gerätevielfalt gerade auf den ohnehin mit Medizintechnik reich bestückten Intensivstationen erhöhe und damit ein bestimmungsgemäßer Gebrauch seitens des Pflegepersonals nicht mehr gewährleistet sei. Dem ist jedoch entgegenzuhalten, daß durch die Reduzierung der Folgekosten bei Bestecken Mittel für eine systematische und regelmäßige Anwenderschulung "erwirtschaftet" werden können. Die daraus erfahrungsgemäß resultierenden Verbesserungen der Betriebs- und Einsatzbedingungen von Infusionsapparaten reduzieren zusätzlich deren Störanfälligkeit und damit die Kosten für regelmäßige Inspektionen und erforderliche Reparaturen.

Eine eindeutige Aussage bezüglich der Folgekosten einer bestimmten Konfiguration von Infusionsapparaten läßt sich nur dann treffen, wenn die Einsatzbedingungen und die Organisation der betreffenden Station bekannt sind, bzw. wenn geklärt wurde, wie sich diese Faktoren bei Einführung neuer Apparate zugunsten der dann gewählten Gerätekonfiguration ändern würden.

Das Formblatt auf S. 91 ermöglicht eine hausspezifische Wirtschaftlichkeitsberechnung.

Im 3. Band der Schriftenreihe "Medizintechnik im Krankenhaus" wurde ein vom tkb entwickeltes Inspektionskonzept für Infusionsapparate vorgestellt. Sofern die dort vorgeschlagenen Inspektionen nicht vom Krankenhaus selbst durchgeführt werden können, sind die Konditionen der Firmen-Kundendienste interessant. Die in der Tabelle auf S. 92 dargestellten Konditionen wurden für Geräte in Berliner Krankenhäusern ermittelt. Sie geben Hinweise zur Bewertung folgender Problemkreise, die vor Kauf eines Gerätes durch einen hausinternen Techniker mit der Kundendienstfirma zu klären sind:

- Reparaturfestpreise
- Stundensätze für Instandhaltung incl. feste Auftragskosten, oder, alternativ, Kosten für einen Wartungsvertrag
- Umfang und Häufigkeit der empfohlenen Inspektionen pro Jahr
- Kosten für notwendige Ersatz- und Austauschteile
- Dauer einer Wartung bzw. Reparatur
- Überbrückung der Wartungs- bzw. Reparaturzeit durch ein kostenloses Ersatzgerät gleicher Bauart

Die Kosten für ggf. zu erneuernde Akkus sind den Übersichten der getesteten Geräte (S. 7 ff.) zu entnehmen.

Sofern die Infusionsapparate von einem hauseigenen Techniker oder einem Technischen Service-Zentrum betreut werden, sollten bestimmte Verschleißteile (z. B. Andruckplatten u. ä.) aus wirtschaftlichen Gründen vorrätig sein, um die Funktionstüchtigkeit und insbesondere die Dosiergenauigkeit der Geräte schnell und problemlos sicherzustellen. Außerdem bieten verschiedene Hersteller beim Eigenservice ihre Unterstützung in Form von Schulungen, Ersatzteilbereithaltung usw. an.

FORMBLATT: Wirtschaftlichkeitsberechnung Infusionsapparate

Ausgaben für Infusionsapparate

1 Maximal pro Tag benötigte Anzahl von Infusionsapparaten (Spitzenauslastung):			1				
2 Ausfallwahrscheinlichkeit (z.B. 20% = 0,2):			2				
3 Anzuschaffende Anzahl von Infusionsapparaten:	1	×	$\frac{1}{1 - \boxed{0,\ }^{2}}$	=	3		
4 Anschaffungskosten:	3	×		+		=	4
			Grundpreis/Gerät		Zubehör/ Gerät		Gesamtkosten

Ausgaben für Infusionsbestecke

5 Maximal pro Tag benötigte Anzahl von Infusionsapparaten (Spitzenauslastung):	1				
6 Durchschnittlicher Ausnutzungsgrad (z.B. 63% = 0,63):	6				
7 Anzahl der im Jahresdurchschnitt pro Tag eingesetzten Infusionsapparate (Durchschnittsauslastung):	1	×	6	=	7

8 Besteckwechsel

	Durchschnitts-auslastung		Besteckwechsel pro Tag		Anzahl der Tage		Jahresbedarf
a Gesamtsystem (Druckbeständ. DIN- bzw. Spezialbesteck)	7	×		×	365	=	8a
b Hauptteil (Spritze/Kassette)	7	×		×	365	=	8b
c Verlängerung bzw. Schlauchleitung bei Spritze/Kassette	7	×		×	365	=	8c

9 Besteckkosten pro Jahr

	Jahresbedarf		Kosten/Stück		Kosten/Jahr
a Gesamtsystem (Druckbeständ. DIN- bzw. Spezialbesteck)	8a	×		=	
b Hauptteil (Spritze/Kassette)	8b	×		=	
c Verlängerung bzw. Schlauchleitung bei Spritze/Kassette	8c	×		=	
					Gesamtkosten/Jahr

Konditionen für Instandhaltung

Anbieter	Einzelberechnung nach Aufwand			Wartungsvertrag				Sonderkonditionen bei hauseigenem Service
	Reparatur und Wartung DM/h	**fixe Auftragskosten DM**	**kostenloses Ersatzgerät**	**Häufigkeit pro Jahr**	**incl. Ersatzteile**	**Kosten pro Gerät DM**	**kostenloses Ersatzgerät**	
Amefa	60.-	Fracht	ja[1]	1x	nein +Fracht	120.- +Fracht	ja	ja
BMT[2]	70.-	70.-bis 130.-	ja	nicht angeb.	nicht angeb.	nicht angeb.	nicht angeb.	o.A.
Bornemann[3]	82.-	keine	ja	auf Anfrage	auf Anfrage	auf Anfrage	ja	auf Anfrage
B.Braun	67.80[4]	0.68/km +Auswärtszulage[5] +Übernachtung[6]	nein	bei Bedarf[7]	nein/ ja[7]	[7]	nein	ja
Imed	80.-	0.60/km + 6.-/h	ja	1x 1x	nein ja[9]	80.-[8] 120.-[8]	 ja	ja
IVAC	80.-	20.- (Fracht)	ja	1x	ja[10]	50.-bis 60.-[11] +Anreise[12]	ja	o.A.
Pfrimmer-Viggo	50.-	keine	ja	2x[13]	ja	570.-[14]	ja	auf Anfrage
Salvia-Werk[15]	o.A.[16]	o.A.[16]	ja	o.A.[16]	o.A.[16]	o.A.[16]	ja	auf Anfrage
Schiwa	72.-	keine	ja	1x	nein	140.-	ja	ja

1) nur in Ausnahmefällen, falls erforderlich
2) Service für Fa. Fresenius in Berlin
3) Service für Fa. MGVG in Berlin
4) 7.00–16.00 an Werktagen, sonst DM 81,60
5) pro Techniker u. Tag zwischen DM 15,95 und 53,95
6) soweit erforderlich pauschal DM 46,35
7) Wartungsalternativen:
Typ 1: Wartung nach Zeitaufwand DM 67,80/h (7.00–16.00 an Werktagen + DM 0,68/km + Auswärtszulage + ggf. Übernachtung
Typ 2: Wartung nach Stundenpauschale ohne Material (mindestens 10 Geräte) DM 111,–
Typ 3: Wartung nach Gerätepauschalpreis ohne Material, für Infusomat II DM 121,–, Perfusor VI DM 90,–; Angaben für Geräte der Secura-Serie liegen noch nicht vor
Typ 4: Wartung nach Gerätepauschalpreis ohne Material mit separaten Rüstkosten (Anfahrt-, Rüst- und Abfahrtzeit werden nur einmal berechnet) für Infusomat II DM 90,65, Perfusor VI DM 66,95 + Rüstkosten DM 67,80/h
Typ 5: Wartung nach Gerätepauschalpreis ohne Material für Wartung in Kundendienstwerkstatt, für Infusomat II DM 90,65, Perfusor VI DM 66,95
Typ 6: Wartung nach Gerätepauschalpreis mit Material für Infusomat II DM 452,–, Perfusor VI DM 392,–
8) zusätzlich für An- und Abfahrt DM 6,–/h + DM 0,60/km
9) Wartung mit Material
10) bis DM 30,–
11) Preise gestaffelt:
bis 10 Geräte: DM 60,–, bis 20 Geräte: DM 55,–
über 20 Geräte: DM 50,– pro Gerät
12) Anreisekosten, gestaffelt nach Entfernung:
(6 Zonen: 100, 200, 300, 400, 500 und mehr als 500 km) DM 163,– bis DM 819,–
13) Umfang nach Bedarf: 2 Inspektionen und alle zwischenzeitlichen Reparaturen
14) Voll-Service-Vertrag
15) Service für MBB-AT
16) noch in Arbeit, da InfusSys S 1 erst seit Februar 1984 auf dem Markt; aber 12 Monate Garantie

Anhänge

Abbildungen der Infusionsbestecke

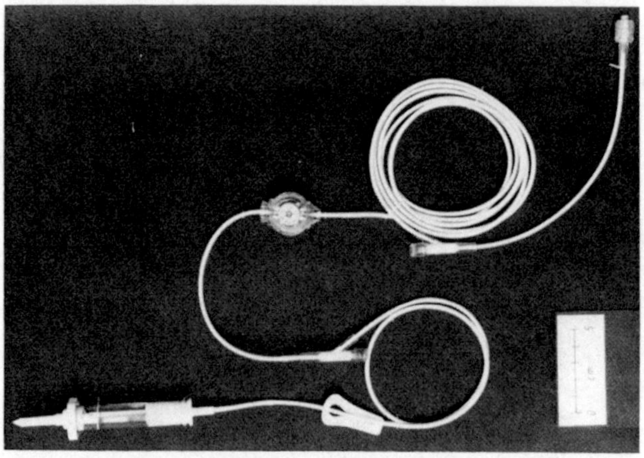

Abb. 1 Infusionsbesteck Accudot für Imed 350 Controller

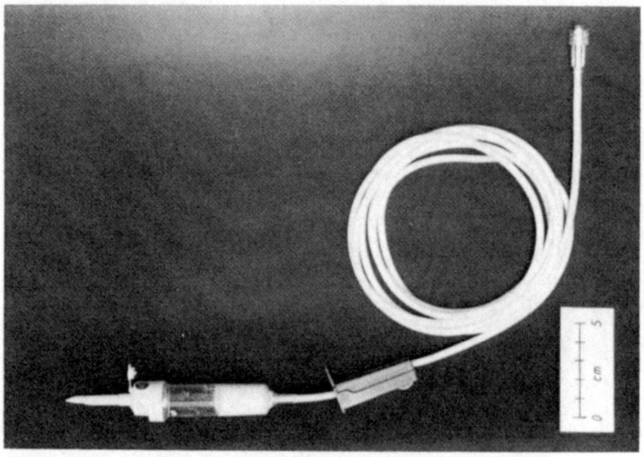

*Abb. 2 Druckbeständiges DIN-Infusionsbesteck für Pfrimmer Constantomat
Fresenius P 200
IVAC 531-1
Schiwamatic 3000/7000*

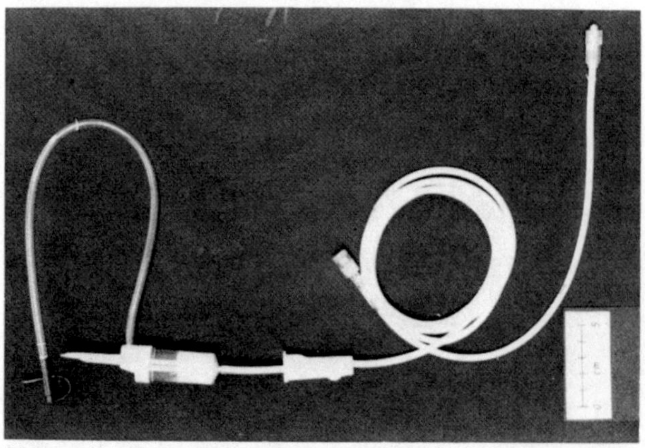

Abb. 3 Druckbeständiges DIN-Infusionsbesteck Typ 040095 für Geräte der Firma Amefa

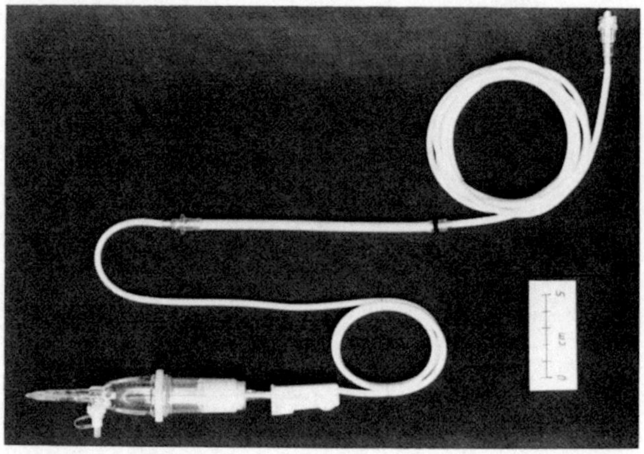

Abb. 4 Spezial-Infusomat-Leitung für Braun Infusomaten

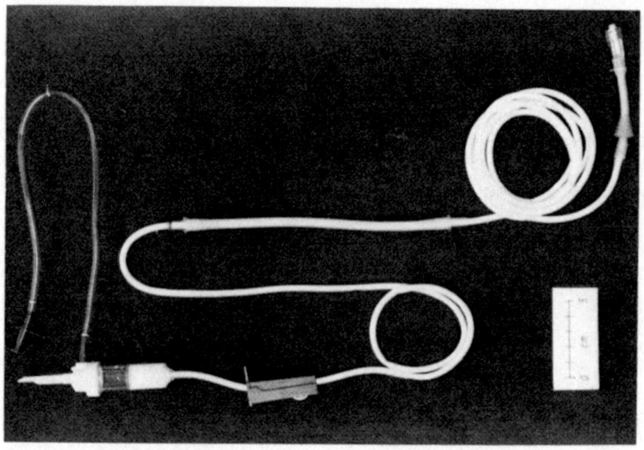

Abb. 5 Spezialbesteck VS1/VS2 für Fresenius VP 1000

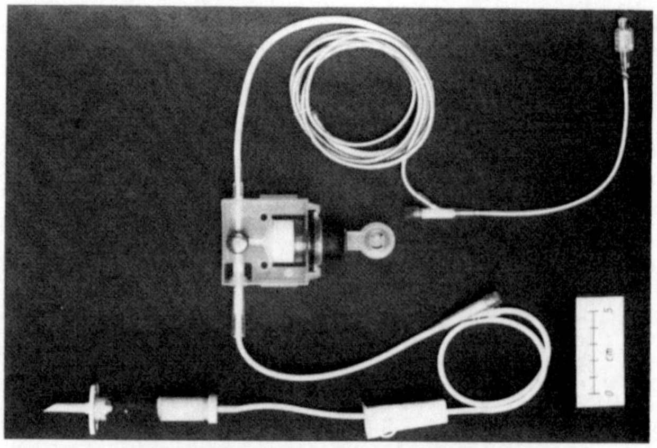

Abb. 6 Spezialkassette Accuset C-924 für Imed 922 TÜV und IMED 960

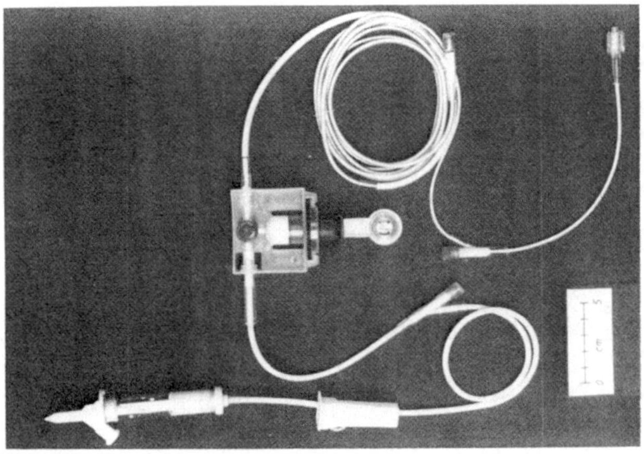

Abb. 7 *Spezialkassette Accuset C-964 für Imed 965 micro*

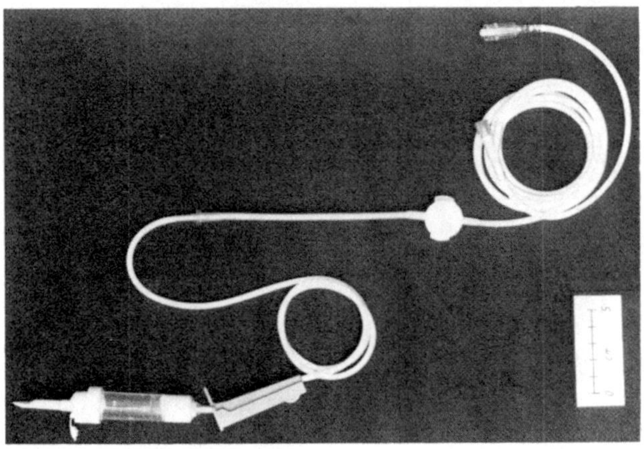

Abb. 8 *Spezialbesteck IVAC Serie 52 für 561-GG*

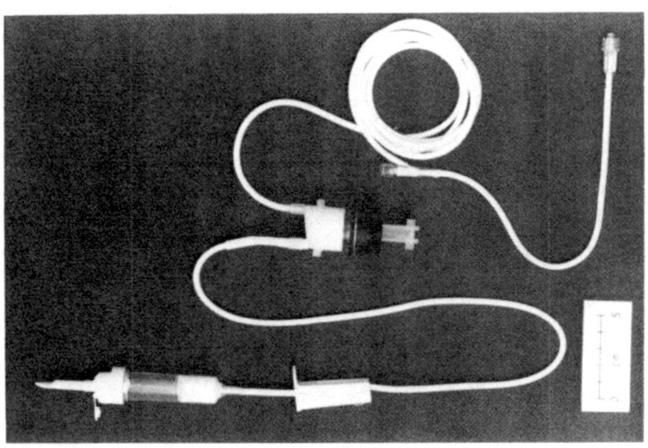

Abb. 9 *Spezialkassette IVAC Serie 62 für 631-1*

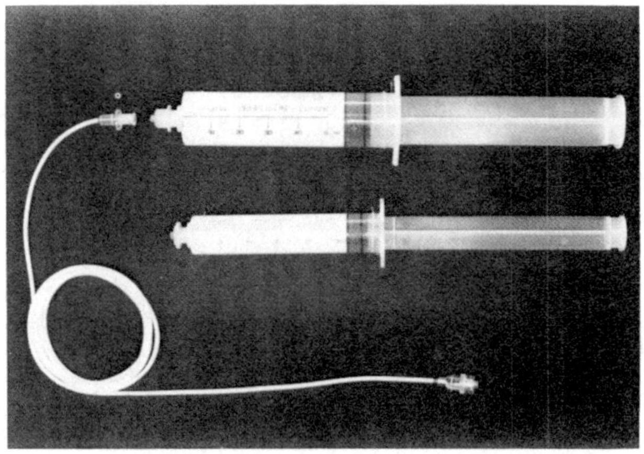

Abb. 10 *25- und 50 ml-Spritzen und Leitung für Braun Perfusoren und MBB infuSys S 1*

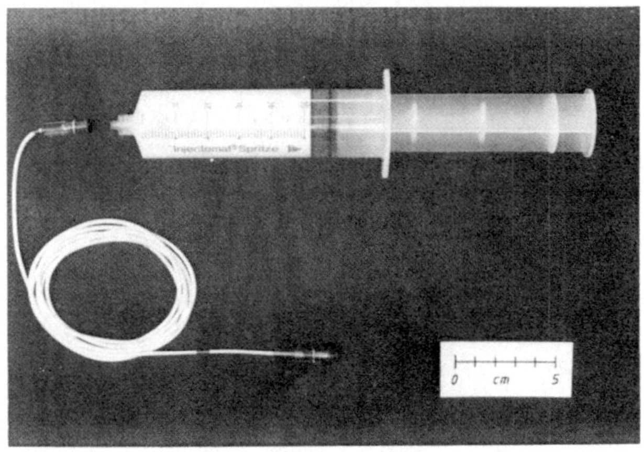

Abb. 11 *50 ml-Spritze und Leitung für Fresenius Batterie-Injectomat 50*

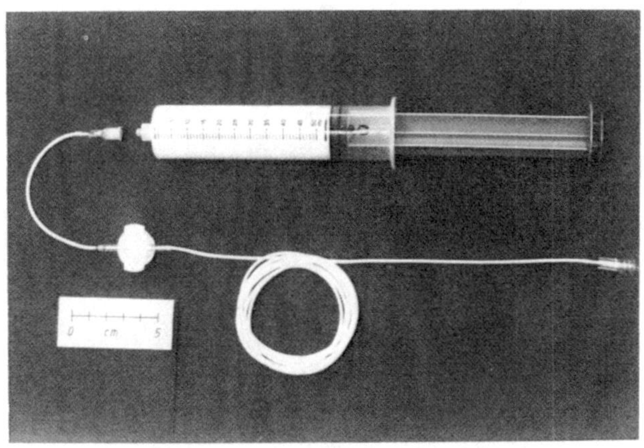

Abb. 12 *50 ml-Spritze und Spezialleitung für IVAC 701-1G*

Anbieterverzeichnis

Fabrikat	Typ	Anbieter	Gerätebeschreibung Seite:	Meßergebnisse Gerätedaten Seite:
Amefa	PE-01 PE-01L PE-02 PE-02BL PE-03 PE-03L	Amefa Gesellschaft für Arzt- und Krankenhausbedarf mbH Zeilsheimer Weg 2 6239 Kriftel Tel.: (06192) 8080 Telex: 410469	20 20 22 22 32 32	66 66 66 66 68 68
B. Braun	Dropmat secura Infusomat secura Infusomat II Perfusor secura Perfusor VI	B. Braun Melsungen AG Postfach 110 und 120 3508 Melsungen Tel.: (05661) 71 - 0 Telex: 099 937 in Berlin: B. Braun Verkaufsbüro Berlin Motzener Str. 17 1000 Berlin 48 Tel.: (030) 721 2088/9	24 38 36 52 54	66 70 70 74 74
Fresenius	Batterie-Injectomat P 200 VP 1000	Fresenius AG Borkenberg 14 6370 Oberursel 1 Tel.: (06171) 60 - 1 Telex: 410 805 Freka d in Berlin: BMT-Medizintechnik GmbH Südendstr. 31 1000 Berlin 41 Tel.: (030) 796 30 40 795 20 30	55 26 40	74 66 70
Imed	350 Controller 922 TÜV 960 965 Micro	Imed GmbH Frankfurter Str. 33-35 6236 Eschborn/TS Tel.: (06196) 48718 Telex: 418317 imed d in Berlin: Ing. Rainer Kusch Elektrotechnik für Medizin und Industrie, Servicelabor Tilkeroder Weg 11 1000 Berlin 48 Tel.: (030) 705 55 78	14 42 44 46	64 70 70 72
IVAC	231-1 531-1 561-GG 631-1 701-1G	Ivac Medizintechnik GmbH Teichweg 3 6300 Gießen Tel.: (0641) 5924 Telex: 0482897 Lilly d	16 28 48 50 56	64 66 72 72 74

Anbieterverzeichnis

Fabrikat	Typ	Anbieter	Gerätebeschreibung Seite:	Meßergebnisse Gerätedaten Seite:
MBB-AT	infuSys S1	Salvia-Werk GmbH Postfach 1650 und 1655 6650 Homburg/Saar Tel.: (06841) 730-0 Telex: 044608	58	74
MGVG	IP 82 IP 83	MGVG Medizinische Geräte Vertriebsgesellschaft mbH Stieglitzweg 22 8000 München 82 Tel.: (089) 430 73 35 in Berlin: Hellmuth u. Margot Bornemann Albulaweg 14a 1000 Berlin 42 Tel.: (030) 741 40 14	–	–
Pfrimmer-Viggo	IDG-Constantomat	Pfrimmer-Viggo GmbH + Co. KG Pharmazeutische Werke Langemarckplatz 3 8520 Erlangen Tel.: (09131) 8101-0 Telex: amino d 629 804 in Berlin: Pfrimmer GmbH Schmidt-Knobelsdorff-Str. 24 1000 Berlin 20 Tel.: (030) 362 10 02/03	18	64
Schiwa	Schiwamatic 3000 Schiwamatic 7000	Schiwa GmbH Postfach 1180 4519 Glandorf Tel.: (05426) 811 Telex: 94323 in Berlin: Knoll AG Curtiusstr. 9 1000 Berlin 45 Tel.: (030) 833 20 65	30 34	68 68

Weiterführende Literatur

1 Braun, B., Die Infusionstherapie im Krankenhaus, Firmenschrift der Firma B. Braun Melsungen AG, 1972[2].

2 Burri, C., Der zentrale Venendruck, Wissenschaftliche Firmenschriftreihe Pfrimmer, 1964[4].

3 ECRI, (Hrsg.), Health Devices, Hazard-Report, Vol 1, 1972, S. 114.

4 Hessberg, S., Sicherheit medizintechnischer Geräte im Krankenhaus, 10. Folge: Wie entsteht eine Dauerinfusionspumpe mit GS-Zeichen? Teil 1, in: Die Schwester/Der Pfleger Nr. 12, 1980, S. 924-927.

5 Hessberg, S., Sicherheit medizintechnischer Geräte im Krankenhaus, 11. Folge: Wie entsteht eine Dauerinfusionspumpe mit GS-Zeichen? Teil 2, in : Die Schwester/Der Pfleger Nr. 1, 1981, S. 16 f.

6 Kilian, J., Anforderungen an Infusionspumpen, in: Klinische Anästhesiologie und Intensivtherapie, Hrsg.: Ahnefeld, F. W., u.a., Bd. 14: Infusionslösungen, Technische Probleme in der Herstellung und Anwendung, S. 139-151, Berlin, 1977.

7 Motzkus, B., Haberland, W. W. und Wolf, M. (Hrsg.), Medizintechnik im Krankenhaus, Band 1: Allgemeiner Überblick, Berlin, 1981.

8 Motzkus, B., Haberland, W. W. und Wolf, M. (Hrsg.), Medizintechnik im Krankenhaus, Band 3: Infusionsapparate, Berlin, 1981.

9 Reissigl, H., Zur Geschichte der Infusionstherapie, Infusionstherapie 1, 1973/74, S. 29-33.

10 Schmidt, J. E. und Güttler, H., Grundlagen der Infusionstherapie, 1. Folge: Infusionstechnik, in: Die Schwester/Der Pfleger Nr. 5, 1981, S. 338-342.

11 Strackharn, K., Probleme der intravenösen Infusionstechnik, Inaugural-Dissertation, Friedrich-Alexander-Universität, Erlangen, Nürnberg, 1972.

12 Walden, M., Fehler und Gefahren bei Routinemaßnahmen: Infusionen, in: Deutsche Krankenpflegezeitschrift, Sonderdruck Nr. 9, 1980.

13 Wiethoff, W. O., Infusionstechnik, in: Medizinische Klinik 39, 1966, S. 1552.

14 Wilk, R., Vergleichende Untersuchungen der Systemeigenschaften von Infusionspumpen, Diplomarbeit TU Berlin, 1975.

15 Ziel, K.-D., Untersuchungen über den Druckaufbau und die Druckbeständigkeit von Infusionssystemen, Diplomarbeit TU Berlin, 1982.

Größen und Einheiten in Technik und Medizin

Seit 1978 sind für den geschäftlichen und amtlichen Verkehr einige physikalische Einheiten nicht mehr zugelassen, die unter anderem auch in der Medizintechnik Verwendung fanden. Dafür wurde das sog. Internationale Einheitensystem (SI) eingeführt, auf das alle anderen physikalischen Einheiten zurückgeführt werden können.

Tab. 1 zeigt die im Internationalen Einheitensystem benannten Basisgrößen: Jede Grundeinheit und jede abgeleitete Größe kann als dezimales Vielfaches, sowie als Teil angegeben werden.

Basisgrößen nach DIN 1301 (Tab. 1)

Basisgröße	Basiseinheit	
	Name	**Zeichen**
Länge	Meter	m
Masse	Kilogramm	kg
Zeit	Sekunde	s
elektrische Stromstärke	Ampere	A
Temperatur (thermodynamische Temperatur)	Kelvin	K
Lichtstärke	Candela	cd
Stoffmenge	Mol	mol

Die Problematik der Umstellung auf das SI-Einheitensystem soll am Beispiel der Druckeinheit Pascal (Pa) dargestellt werden. Es ergeben sich die in Tab. 2 zusammengefaßten Verknüpfungen.

Umrechnungstabelle für die Druckeinheiten (Tab. 2)

1 Pa	1 Pa	1 Pa	1 Pa	1 Pa	1 Pa	1 Pa	1 Pa	1 Pa	1 Pa	1 Pa
10^{-2} h Pa	1 N/m^2	1 kg/ms^2	10^{-5} bar	0,101972 kp/m^2 mm H_2O	0,101972 $\cdot 10^{-1}$ cm H_2O	0,101972 $\cdot 10^{-3}$ m H_2O	0,101972 $\cdot 10^{-4}$ kp/cm^2 at	0,986923 $\cdot 10^{-5}$ atm	0,750062 $\cdot 10^{-2}$ Torr mm Hg	0,145039 $\cdot 10^{-3}$ lbf/in^2 psi
1 h Pa	1 N/m^2	1 kg/ms^2	1 bar	1 kp/m^2 1 mm H_2O	1 cm H_2O	1 m H_2O	1 kp/cm^2 1 at	1 atm	1 Torr 1 mm Hg	1 lbf/in^2 1 psi
10^2 Pa	1 Pa	1 Pa	10^5 Pa	9,80665 Pa	98,0665 Pa	9806,65 Pa	98066,5 Pa	101325 Pa	133,322 Pa	6894,76 Pa

Zur Bezeichnung von dezimalen Vielfachen und Teilen der Einheiten werden Vorsätze verwendet, die bei den Kurzzeichen entsprechend abgekürzt sind (Tab. 3):

Vorsätze und Vorzeichen (Tab. 3)

dezimales Vielfaches:

Vorsatz	Vorzeichen	
Tera	T	10^{12}
Giga	G	10^{9}
Mega	M	10^{6}
Kilo	k	10^{3}
Hekto	h	10^{2}
Deka	da	10^{1}

dezimales Teil:

Vorsatz	Vorzeichen	
Dezi	d	10^{-1}
Zenti	c	10^{-2}
Milli	m	10^{-3}
Mikro	μ	10^{-6}
Nano	n	10^{-9}
Piko	p	10^{-12}
Femto	f	10^{-15}
Atto	a	10^{-18}

Tab. 4 stellt die aus den Basiseinheiten abgeleiteten Größen in tabellarischer Übersicht dar, wobei die SI-Einheiten durch weitere gebräuchliche Angaben ergänzt wurden.

Zusammenstellung einiger für die Medizintechnik wichtiger SI-Einheiten (Tab. 4)

Größe	Formelzeichen	Einheit: Name	Einheit: Zeichen	Beziehung
Zeit	t	Sekunde	s	
Länge	l	Meter	m	
Masse	m	Kilogramm	kg	
Temperatur	T	Kelvin	K	
Kraft	F	Newton	N	$N = kg\,m/s^2$
Impuls	$F \cdot t$, p	Newtonsekunde	Ns	$Ns = kg\,m/s$
Druck	p	Newton durch Quadrat-meter; Pascal	N/m^2; Pa	$Pa = N/m^2$ $bar = 10^5\,Pa$
mechanische Spannung	σ	Newton durch Quadrat-meter; Pascal	N/m^2; Pa	$Pa = N/m^2$
Energie, Arbeit, Wärmemenge	E, W	Joule	J	$J = Nm = Ws$ $kWh = 3{,}6\,MJ$ $Ws = kg\,m^2/s^2$ $eV = 1{,}60219 \cdot 10^{-19}\,J$
Moment einer Kraft, Drehmoment, Biegemoment	M	Newtonmeter Joule	Nm, J	$Nm = J = Ws$
Drehimpuls	$M \cdot t$, L	Newton-sekundemeter	Nsm	$Nsm = kg\,m^2/s$
dynamische Viskosität	η	Pascalsekunde	Pa s	$Pa\,s = Ns/m^2 = kg/sm$
kinematische Viskosität	υ	Quadratmeter durch Sekunde	$\frac{m^2}{s}$	
elektr. Spannung	U	Volt	V	$V = \frac{W}{A} = \frac{J}{A \cdot s} = \frac{N \cdot m}{A \cdot s} = \frac{kg \cdot m^2}{A \cdot s^3}$
elektr. Stromstärke	I	Ampere	A	$A = \frac{J}{V \cdot s} = \frac{N \cdot m}{V \cdot s} = \frac{kg \cdot m^2}{V \cdot s^3}$
elektr. Widerstand	R	Ohm	Ω	$\Omega = \frac{V}{A}$
spezif. Widerstand	ρ	Ohmmeter	Ωm	$\Omega m = 10^2 \Omega \cdot cm = 10^6 \cdot \frac{\Omega mm^2}{m}$
elektr. Stromdichte	s	Ampere pro m^2	A/m^2	$\frac{A}{m^2} = 10^{-4} \cdot \frac{A}{cm^2} = \frac{N}{m \cdot V \cdot s} = \frac{kg}{V \cdot s^3}$
elektr. Leistung	P	Watt	W	$W = A \cdot V = \frac{J}{s} = \frac{Nm}{s}$
Elektrizitätsmenge (Ladung)	Q	Coulomb	C	$C = A \cdot s$
elektr. Kapazität	C	Farad	F	$F = \frac{C}{V} = \frac{A \cdot s}{V} = \frac{s}{\Omega} = \frac{Nm}{V^2} = \frac{kg \cdot m^2}{V^2 \cdot s^2}$
elektr. Selbstinduktivität	L	Henry	H	$H = \frac{V \cdot s}{A} = \frac{J}{A^2} = \frac{Nm}{A^2} = \frac{kg \cdot m^2}{A^2 \cdot s^2}$
Frequenz	f	Hertz	Hz	$Hz = \frac{1}{s}$

Inhaltsübersicht und Kurzinformation Schriftenreihe „Medizintechnik im Krankenhaus" Band 3 – Infusionsapparate

Kurzinformation

- Der vorliegende Vergleich von Infusionsapparaten wurde im Dezember 1981 abgeschlossen. Erfaßt wurden 35 auf dem deutschen Markt angebotene Infusionsapparate.
- Ca. 80% der Infusionsfälle im Krankenhaus werden heute noch ohne Einsatz von Infusionsapparaten durch Schwerkraftinfusion vorgenommen.
- Bei jeder Infusionstherapie drohen zahlreiche, zum Teil lebensbedrohliche Komplikationen. **Deshalb ist auch beim Einsatz von Infusionsapparaten die ständige Beobachtung des Patienten durch Ärzte und Pflegepersonal unerläßlich.**
- **Infusionsapparate** sind in den Fällen angezeigt, in denen **höhere Infusionsraten,** eine **genauere Dosierung** oder eine **gleichmäßige Förderung** erforderlich ist.
- Zu unterscheiden sind:
  Infusionsregler *(Preis ca. DM 1100,– bis ca. DM 3800,–),*
  Infusionspumpen *(Preis ca. DM 2800,– bis ca. DM 5400,–),*
  Infusionsspritzenpumpen *(Preis ca. DM 1000,– bis ca. DM 3200,–),*
  (Preise für Einzelgeräte ohne MwSt.).
- Durch die Wahl eines bestimmten Typs von Infusionsapparat ist die **Art** des zu verwendenden **Infusionsbestecks und damit die Höhe der jährlichen Folgekosten** festgelegt.
- Vor der Beschaffung von Infusionsapparaten sollten daher die Kosten für die erforderlichen Infusionsbestecke geprüft werden. Je nach Besteckart können die laufenden **Ausgaben für den Jahresbedarf an Infusionsbestecken größer sein als der einmalige Kaufpreis des Infusionsapparates.**
- Deshalb ist die erforderliche Dosiergenauigkeit sorgfältig zu prüfen. Im Normalfall genügt eine Genauigkeit von ±10%, wie sie bei Einsatz der standardisierten DIN-Bestecke erreicht wird. Diese dürfen jedoch nur dann verwendet werden, wenn sie einem Druck standhalten, der über dem maximalen Arbeitsdruck der Infusionspumpe liegt.
- Über die vorhandenen Alarmeinrichtungen hinaus sollten Infusionsapparate mit eigenem Förderantrieb dem Stand der Technik entsprechend über eine Druckbegrenzung verfügen.
- Infusionspumpen sollten zur Sicherheit des Patienten zusätzlich zum Tropfensensor ein (möglichst flexibles) Lufterkennungssystem hinter der Pumpe aufweisen.
- Vor jeder Inbetriebnahme eines Infusionsapparates sollten die vorhandenen Überwachungssysteme (z.B. Tropfensensor, Lufterkennung) und die richtige Lage des Infusionsbestecks überprüft werden.
- Zur Gewährleistung einer einwandfreien und sicheren Funktion der Geräte und zur Reduzierung der Folgekosten empfiehlt sich darüber hinaus mindestens alle 2 Monate eine **Betriebsinspektion,** jährlich mindestens zwei **Hauptinspektionen** und umfassende **Eingangsinspektionen** beim Kauf und nach jeder Reparatur. Die Inspektionen sind in diesem Bericht dargestellt.
- Folgt man diesem vom TKB entwickelten Inspektionskonzept, so erübrigt sich der Abschluß von sog. Vollwartungsverträgen.

der
Markt

das
Gerät

der
Einsatz

Zu beziehen über den Buchhandel und direkt bei:

tkb Technisches Krankenhausservice- und Beratungsinstitut
Facheinheit der GSD
Rudolf-Virchow-Krankenhaus
Augustenburger Platz 1
1000 Berlin 65

Tel. (030) 4505 2297

FSC
www.fsc.org
MIX
Papier | Fördert
gute Waldnutzung
FSC® C083411

Zeitfracht Medien GmbH
Ferdinand-Jühlke-Straße 7
99095 Erfurt, Deutschland
produktsicherheit@kolibri360.de